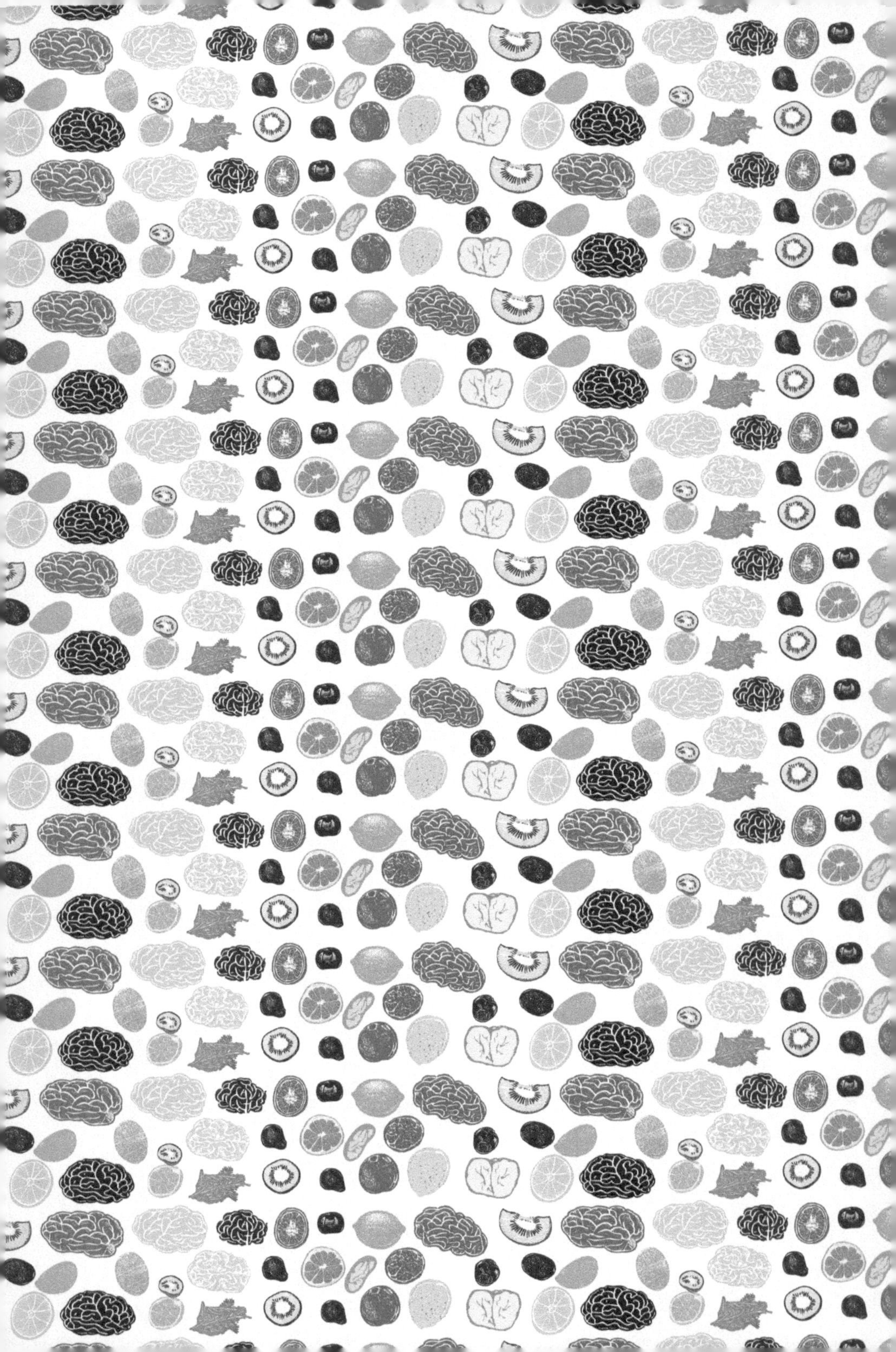

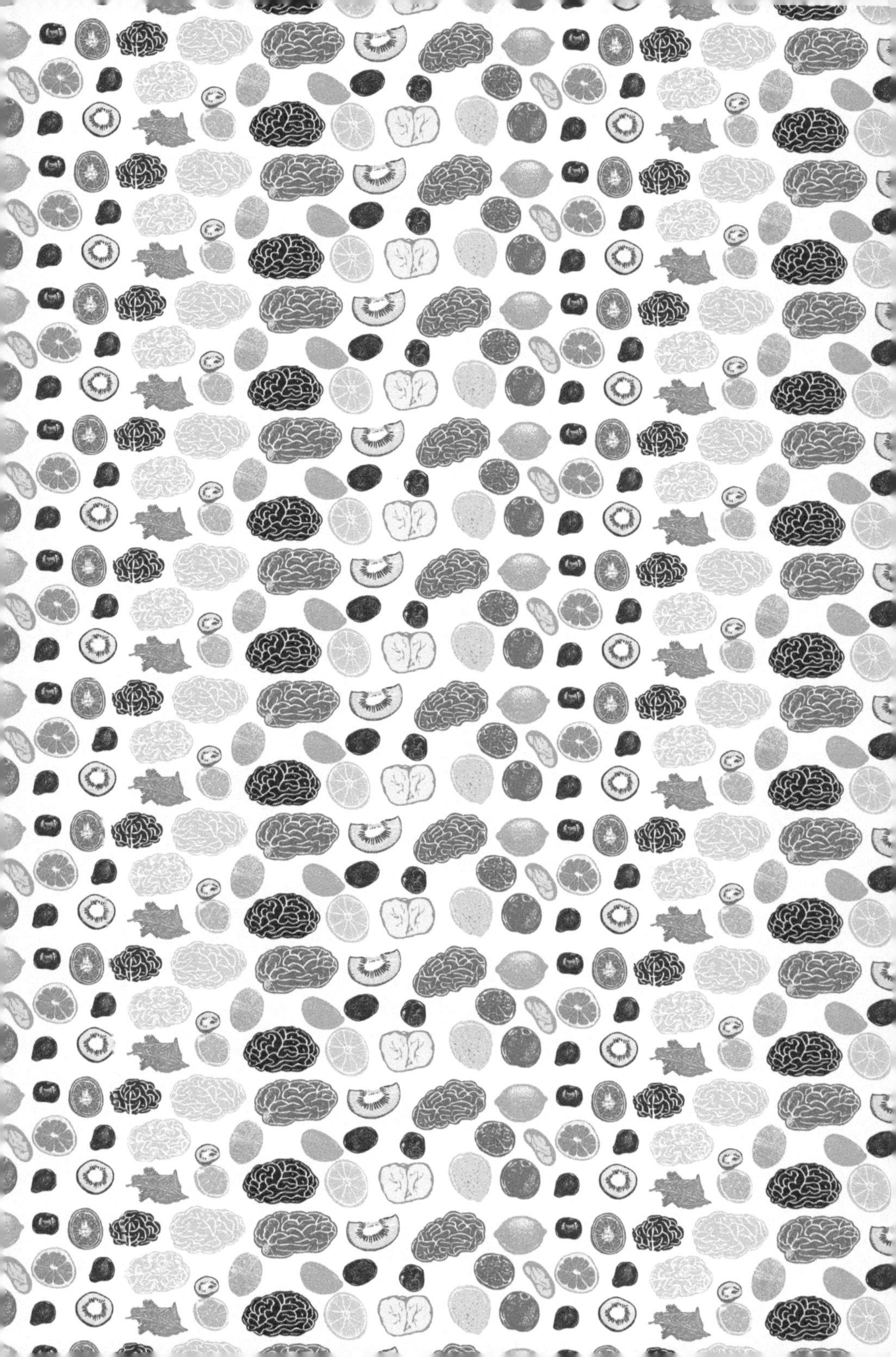

Impressum

Saage Media GmbH
c/o SpinLab – The HHL Accelerator
Spinnereistraße 7
04179 Leipzig, Germany
E-Mail: contact@SaageMedia.com
Web: www.SaageMedia.com
Commercial Register: Local Court Leipzig, HRB 42755 (Handelsregister: Amtsgericht Leipzig, HRB 42755)
Managing Director: Rico Saage (Geschäftsführer)
VAT ID Number: DE369527893 (USt-IdNr.)

Publisher: Saage Media GmbH
Veröffentlichung: 02.2025
Umschlagsgestaltung: Saage Media GmbH
ISBN-Softcover (de): 978-3-384-53312-8
ISBN-Ebook (de): 978-3-384-53313-5

Rechtliches / Hinweise

Die in diesem Buch aufgeführten externen Links und Quellenverweise wurden zum Zeitpunkt der Buchveröffentlichung geprüft. Auf die aktuellen und zukünftigen Gestaltungen und Inhalte der verlinkten Seiten hat der Autor keinen Einfluss. Für illegale, fehlerhafte oder unvollständige Inhalte sowie für Schäden, die durch die Nutzung oder Nichtnutzung der Informationen entstehen, haftet allein der Anbieter der verlinkten Website, nicht derjenige, der über Links auf die jeweilige Veröffentlichung verweist. Alle verwendeten externen Quellen sind im Literaturverzeichnis aufgeführt. Trotz sorgfältiger inhaltlicher Kontrolle übernehmen wir keine Haftung für die Inhalte externer Quellen. Für den Inhalt der zitierten Quellen sind ausschließlich deren Betreiber verantwortlich. Bilder und Quellen Dritter sind als solche gekennzeichnet. Die Vervielfältigung, Bearbeitung, Verbreitung und jede Art der Verwertung außerhalb der Grenzen des Urheberrechtes bedürfen der schriftlichen Zustimmung des jeweiligen Autors bzw. Erstellers.
Die Daten in den Diagrammen, die nicht explizit mit einer Quelle gekennzeichnet sind, basieren nicht auf Studien, sondern sind unverbindliche Annahmen zur besseren Visualisierung.
Dieses Buch wurde unter Verwendung von Künstlicher Intelligenz (KI) und anderen Tools erstellt. Unter anderem wurden Tools für die Recherche, das Schreiben/Lektorieren und die Generierung der dekorativen Illustrationen eingesetzt. Trotz Kontrolle können Fehler nicht vollständig ausgeschlossen werden. Wir möchten betonen, dass der Einsatz von KI als unterstützendes Werkzeug dient, um unseren Lesern ein qualitativ hochwertiges und inspirierendes Leseerlebnis zu bieten.

Die in diesem Buch enthaltenen Quellenverweise und Zitate wurden sorgfältig recherchiert und sinngemäß wiedergegeben. Die Interpretation und Darstellung der zitierten Inhalte spiegelt die Auffassung des Autors wider und muss nicht zwangsläufig mit der Intention oder Meinung der ursprünglichen Autoren übereinstimmen. Bei sinngemäßen Zitaten wurden die Kernaussagen der Originalquellen nach bestem Wissen und Gewissen in den Kontext dieses Werkes eingebettet, können jedoch durch die Übertragung und Vereinfachung von den ursprünglichen Formulierungen und Bedeutungsnuancen abweichen. Alle verwendeten Quellen sind im Literaturverzeichnis vollständig aufgeführt und können dort im Original nachgelesen werden. Die Verantwortung für die Interpretation und kontextuelle Einbettung der zitierten Inhalte liegt beim Autor dieses Buches. Bei wissenschaftlichen Fragestellungen und Detailinformationen wird empfohlen, die Originalquellen zu konsultieren. Der Autor hat sich bemüht, komplexe wissenschaftliche Sachverhalte allgemeinverständlich darzustellen. Dabei können Vereinfachungen und Verallgemeinerungen nicht ausgeschlossen werden. Für die fachliche Richtigkeit und Vollständigkeit der vereinfachten Darstellungen kann keine Gewähr übernommen werden. Die sinngemäße Wiedergabe von Zitaten und wissenschaftlichen Erkenntnissen erfolgt gewissenhaft unter Beachtung des Zitatrechts gemäß § 51 UrhG sowie aller relevanten urheberrechtlichen Bestimmungen anderer Länder. Bei der Vereinfachung, Übertragung und gegebenenfalls Übersetzung wissenschaftlicher Inhalte in eine allgemeinverständliche Sprache können Bedeutungsnuancen und fachliche Details verloren gehen. Der Autor erhebt keinen Anspruch auf die Rechte der zitierten Werke und respektiert sämtliche Urheberrechte der Originalautoren. Sollte eine unerlaubte Nutzung festgestellt werden, bittet der Autor um Mitteilung, um entsprechende Maßnahmen zu ergreifen. Für akademische Zwecke und bei der Verwendung als wissenschaftliche Referenz wird ausdrücklich empfohlen, auf die Originalquellen zurückzugreifen. Die vereinfachte Darstellung dient ausschließlich der populärwissenschaftlichen Information.

Die in diesem Buch enthaltenen Informationen zu Ernährung, Gehirngesundheit und mentaler Optimierung wurden sorgfältig recherchiert, können jedoch keinen Ersatz für eine individuelle medizinische oder ernährungstherapeutische Beratung darstellen. Vor der Umsetzung der beschriebenen Ernährungsstrategien, Nahrungsergänzungen oder Lebensstiländerungen sollten Sie Ihren Arzt, Ernährungsberater oder Therapeuten konsultieren, besonders wenn Sie Vorerkrankungen haben, Medikamente einnehmen oder sich in therapeutischer Behandlung befinden. Die Wirkung der vorgestellten Ernährungskonzepte und Anti-Aging-Strategien kann individuell unterschiedlich ausfallen. Eine Garantie für bestimmte Behandlungserfolge oder Verbesserungen der mentalen Leistungsfähigkeit kann nicht gegeben werden. Bei akuten psychischen Beschwerden oder Erkrankungen ist umgehend professionelle medizinische Hilfe in Anspruch zu nehmen. Die Informationen in diesem Buch sind nicht als Ersatz für eine psychiatrische oder psychotherapeutische Behandlung gedacht. Alle Angaben zu Nährstoffen, Dosierungen und Wirkungsweisen entsprechen dem Wissensstand zum Zeitpunkt der Drucklegung, können sich aber aufgrund neuer Forschungsergebnisse ändern. Eine Haftung für mögliche Schäden durch die Anwendung der beschriebenen Methoden wird ausgeschlossen. Die erwähnten Markennamen von Nahrungsergänzungsmitteln und Produkten sind Eigentum der jeweiligen Rechteinhaber. Quellenangaben zu zitierten Studien und wissenschaftlichen Arbeiten finden Sie im Literaturverzeichnis.

Bendis Saage

Gehirn Ernährung & Psyche: Praktische Ernährungsmedizin für seelisches Wohlbefinden

Besser denken durch Gehirnoptimierung und Ernährungsumstellung - Mit Anti-Aging Strategien für langfristige mentale Gesundheit

84 Quellen
41 Diagramme
43 Bilder
7 Illustrationen

Liebe Leserinnen, liebe Leser,

von Herzen danken wir Ihnen, dass Sie sich für dieses Buch entschieden haben. Mit Ihrer Wahl haben Sie uns nicht nur Ihr Vertrauen geschenkt, sondern auch einen Teil Ihrer wertvollen Zeit. Das wissen wir sehr zu schätzen.

Was wir essen, beeinflusst direkt unser Denken, Fühlen und unsere mentale Leistungsfähigkeit. Die moderne Ernährung stellt dabei eine besondere Herausforderung für unser Gehirn dar. Dieses Fachbuch zeigt die wissenschaftlich fundierten Zusammenhänge zwischen Ernährung und Gehirngesundheit auf und bietet praktische Lösungen für den Alltag. Von der Darm-Hirn-Achse bis zu stimmungsregulierenden Lebensmitteln werden alle relevanten Aspekte verständlich erklärt. Leser lernen, wie sie durch gezielte Ernährungsanpassungen ihre kognitive Leistung verbessern, das seelische Wohlbefinden stärken und altersbedingten Gehirnveränderungen vorbeugen können. Mit konkreten Ernährungsstrategien, Einkaufstipps und alltagstauglichen Umsetzungsplänen. Ein wissenschaftlich fundierter Ratgeber, der neueste ernährungsmedizinische Erkenntnisse mit praktischer Anwendbarkeit verbindet. Entdecken Sie jetzt, wie Sie durch bewusste Ernährung aktiv zu Ihrer mentalen Gesundheit beitragen können.

Dieser Ratgeber bietet Ihnen verständlich aufbereitete und praxisnahe Informationen zu einem komplexen Thema. Dank selbst entwickelter digitaler Tools, die auch neuronale Netze nutzen, konnten wir umfangreiche Recherchen durchführen. Die Inhalte wurden optimal strukturiert und bis zur finalen Fassung ausgestaltet, um Ihnen einen fundierten und leicht zugänglichen Überblick zu ermöglichen. Das Ergebnis: Sie erhalten einen umfassenden Einblick und profitieren von klaren Erklärungen und anschaulichen Beispielen. Auch die visuelle Gestaltung wurde durch diese fortschrittliche Methode optimiert, damit Sie die Informationen schnell erfassen und nutzen können.

Wir bemühen uns um höchste Genauigkeit, sind aber für jeden Hinweis auf mögliche Fehler dankbar. Besuchen Sie unsere Website, um die aktuellsten Korrekturen und Ergänzungen zu diesem Buch zu finden. Diese werden auch in zukünftigen Auflagen berücksichtigt.

Wir hoffen, Sie haben viel Freude beim Lesen und entdecken Neues! Sollten Sie Anregungen, Kritik oder Fragen haben, freuen wir uns über Ihre Rückmeldung. Nur durch den aktiven Austausch mit Ihnen, den Lesern, können zukünftige Auflagen und Werke noch besser werden. Bleiben Sie neugierig!

Bendis Saage

Saage Media GmbH - Team

- www.SaageBooks.com/de
- support@saagemedia.com
- Spinnereistraße 7 - c/o SpinLab – The HHL Accelerator, 04179 Leipzig, Germany

Schnell zum Wissen

Für ein optimales Leseerlebnis möchten wir Sie mit den wichtigsten Merkmalen dieses Buches vertraut machen:

- **Modularer Aufbau:** Jedes Kapitel ist in sich abgeschlossen und kann unabhängig von den anderen gelesen werden.
- **Fundierte Recherche:** Alle Kapitel basieren auf gründlicher Recherche und sind mit wissenschaftlichen Quellenangaben belegt. Die in den Diagrammen dargestellten Daten dienen der besseren Visualisierung und beruhen auf Annahmen, nicht auf den in den Quellen angegebenen Daten. Eine umfassende Liste der Quellen und Bildnachweise befindet sich im Anhang.
- **Verständliche Terminologie:** Unterstrichene Fachbegriffe werden im Glossar erläutert.
- **Kapitelzusammenfassungen:** Am Ende jedes Kapitels finden Sie prägnante Zusammenfassungen, die Ihnen einen Überblick über die wichtigsten Punkte geben.
- **Konkrete Handlungsempfehlungen:** Jedes Subkapitel schließt mit einer Liste konkreter Ratschläge ab, die Ihnen helfen sollen, das Gelernte in die Praxis umzusetzen.

Zusätzliche Bonus-Materialien auf unserer Website

Auf unserer Website planen wir Ihnen folgende exklusive Materialien zur Verfügung zu stellen:

- Bonusinhalte und zusätzliche Kapitel
- Eine kompakte Gesamtzusammenfassung
- Eine Hörspiel Version. (In Planung)

Die Website befindet sich derzeit noch im Aufbau.

www.SaageBooks.com/de/
ernaehrung_fuer_gehirn_und_psyche-bonus-7LKPPC

Inhaltsverzeichnis

1. Grundlagen der Gehirnernährung

Haben Sie sich schon einmal gefragt, warum bestimmte Lebensmittel unsere Stimmung beeinflussen können? Unser Gehirn benötigt für seine komplexen Funktionen eine präzise Versorgung mit Nährstoffen - ähnlich wie ein Hochleistungscomputer, der nur mit der richtigen Stromversorgung optimal arbeitet. Die biochemischen Prozesse im Nervensystem reagieren sensibel auf die Qualität und Zusammensetzung unserer Ernährung. Moderne Forschung zeigt zunehmend die engen Verbindungen zwischen Ernährung, Gehirnstoffwechsel und psychischem Wohlbefinden. In diesem Kapitel entdecken wir die fundamentalen Mechanismen, die bestimmen, wie Nahrung unser Denken und Fühlen steuert.

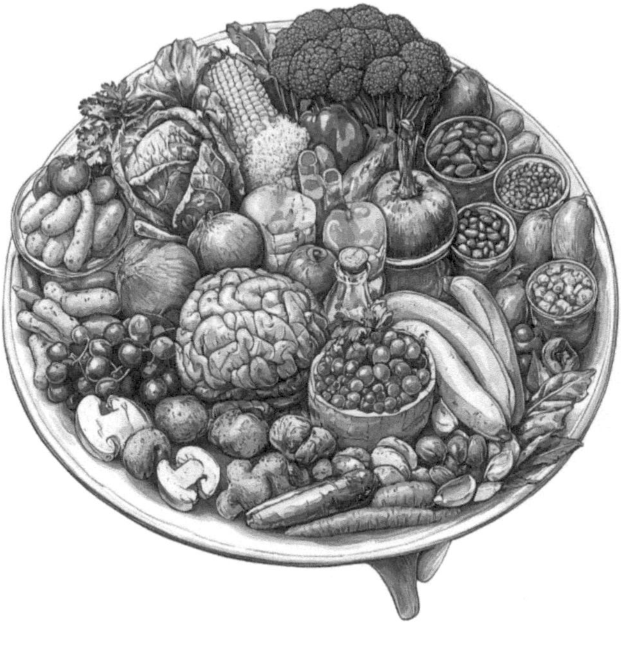

1. 1 Biochemische Prozesse

Neurotransmitter, Hormone und der Stoffwechsel des Gehirns sind eng mit unserer Ernährung verknüpft. Eine unzureichende Versorgung mit essenziellen Nährstoffen kann Stimmung, Verhalten und kognitive Funktionen beeinträchtigen. Gleichzeitig bietet die gezielte Zufuhr bestimmter Nährstoffe die Chance, diese Prozesse positiv zu beeinflussen. Von der Verfügbarkeit von B-Vitaminen für die Neurotransmittersynthese bis zur Rolle von Jod für die Schilddrüsenhormone – die biochemischen Prozesse im Gehirn reagieren sensibel auf unsere Ernährungsgewohnheiten. Auch der Einfluss von Makronährstoffen wie Fetten und die Bedeutung des Blutzuckerspiegels für die Gehirnfunktion spielen eine entscheidende Rolle. Entdecken Sie in diesem Kapitel, wie Sie durch eine optimierte Ernährung die biochemischen Grundlagen für Ihr seelisches Wohlbefinden stärken können.

> *Die Ernährung beeinflusst über die Verfügbarkeit von Nährstoffen die Synthese und Funktion von Neurotransmittern und Hormonen, welche wiederum Stimmung, Verhalten, kognitive Fähigkeiten und Stoffwechselprozesse im Gehirn steuern.*

Neurotransmitter und Nährstoffe

Neurotransmitter sind biochemische Botenstoffe, die Signale zwischen Nervenzellen übertragen und somit unsere Stimmung, unser Verhalten und unsere kognitiven Funktionen beeinflussen. Die Synthese dieser Neurotransmitter ist abhängig von der Verfügbarkeit bestimmter Nährstoffe in unserer Ernährung [s1]. B-Vitamine spielen dabei eine entscheidende Rolle. Vitamin B6 ist am Aminosäurestoffwechsel und der Bildung von Neurotransmittern beteiligt [s2] [s1]. Vitamin B12 ermöglicht die Methylierung von Homocystein zu Methionin, einem wichtigen Baustein für die Neurotransmittersynthese [s1]. Folat unterstützt die DNA-Synthese und damit auch die Bildung von Neurotransmittern, was besonders in Entwicklungsphasen mit hoher Zellteilung relevant ist [s1]. Um die Versorgung mit diesen wichtigen B-Vitaminen sicherzustellen, kann eine Ernährung mit Vollkornprodukten, Hülsenfrüchten, grünem Blattgemüse und – bei Vitamin B12 – tierischen Produkten oder angereicherten Lebensmitteln sinnvoll sein. Vitamin C, ein wichtiges Antioxidans, ist ebenfalls an der Synthese von Neurotransmittern beteiligt [s1]. Zusätzlich beeinflussen Mineralien wie Zink und Magnesium die Funktion von Enzymen, die in die Synthese und den Metabolismus von Neurotransmittern involviert sind [s1]. Auch andere Nährstoffe beeinflussen die Neurotransmitterproduktion. So sind die Aminosäuren Tyrosin und Tryptophan Vorläufer für die Neurotransmitter Norepinephrin und Serotonin [s3]. Eine erhöhte Konzentration dieser Aminosäuren im Blut führt jedoch nicht automatisch zu einer erhöhten Konzentration im Gehirn, da sie mit anderen Verbindungen um den Transport über die Blut-Hirn-Schranke konkurrieren [s3]. Cholin, welches in Eiern, Fleisch und Fisch enthalten ist, dient als Baustein für Acetylcholin, ein Neurotransmitter, der für Lernen und Gedächtnis wichtig ist. Eine erhöhte Cholinzufuhr kann die Acetylcholinkonzentration im Gehirn steigern [s3]. Glukose liefert den Acetylanteil für Acetylcholin und kann dessen Freisetzung sowie kognitive Funktionen beeinflussen [s3].

Die B-Vitamine haben darüber hinaus weitere Funktionen im Nervensystem. Vitamin B1 ist für den Glukosestoffwechsel, die Nervenmembranfunktion und die Myelinsynthese unerlässlich [s2]. Vitamin B6 hat neuroprotektive Eigenschaften und reguliert das glutamaterge System [s2]. Vitamin B12 ist an der DNA-Synthese von Myelin-bildenden Zellen beteiligt und unterstützt die Nervenregeneration [s2]. Ein Mangel an diesen B-Vitaminen kann zu neurologischen Erkrankungen führen, die sowohl das zentrale als auch das periphere Nervensystem betreffen können [s2].

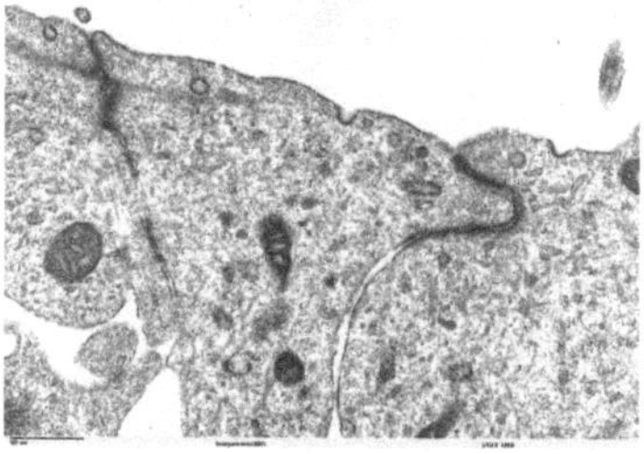

Blut-Hirn-Schranke [i1]

Gut zu wissen

Aminosäurestoffwechsel

Der Aminosäurestoffwechsel umfasst alle Prozesse im Körper, die mit dem Auf-, Um- und Abbau von Aminosäuren verbunden sind. Aminosäuren sind die Bausteine von Proteinen und spielen eine wichtige Rolle bei der Synthese von Neurotransmittern.

Glutamaterges System

Das glutamaterge System ist ein wichtiger Signalweg im Gehirn, der Glutamat als Neurotransmitter verwendet und an Lernprozessen, Gedächtnis und anderen kognitiven Funktionen beteiligt ist.

Nervenmembranfunktion

Die Nervenmembranfunktion bezieht sich auf die Fähigkeit der Zellmembran von Nervenzellen, elektrische Signale zu erzeugen und weiterzuleiten, was für die Kommunikation zwischen Nervenzellen unerlässlich ist.

Nervenregeneration

Nervenregeneration bezeichnet die Fähigkeit des Nervensystems, beschädigte Nervenzellen zu reparieren oder zu ersetzen. Dieser Prozess ist wichtig für die Wiederherstellung der Nervenfunktion nach Verletzungen oder Erkrankungen.

Neurotransmitter-Produktionseffizienz

Auswirkung der Nährstoffverfügbarkeit auf die Neurotransmitterproduktion.

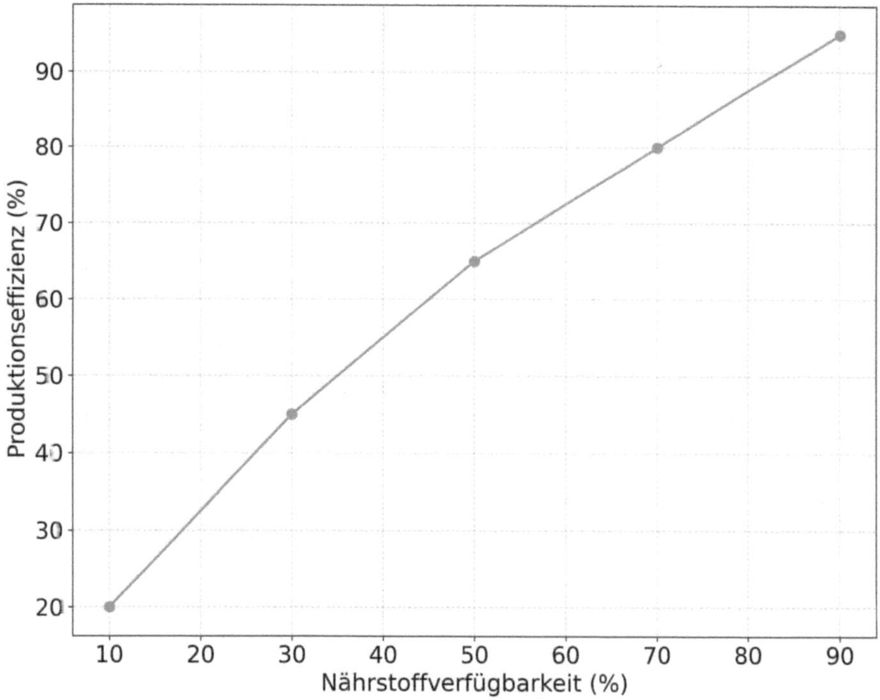

Diese Grafik veranschaulicht eine positive Korrelation zwischen Nährstoffverfügbarkeit und Neurotransmitter-Produktionseffizienz. Optimale Nährstoffwerte führen zu einer höheren Effizienz, während Nährstoffmängel die Neurotransmittersynthese erheblich beeinträchtigen können, was sich möglicherweise auf Stimmung, Kognition und das allgemeine mentale Wohlbefinden auswirkt. Eine Verbesserung der Nährstoffzufuhr kann die Neurotransmitterproduktion positiv beeinflussen und die psychische Gesundheit unterstützen.

Stoffwechsel im Gehirn

Der Stoffwechsel des Gehirns ist ein komplexer Prozess, der von einer Vielzahl von Faktoren beeinflusst wird, darunter die Nährstoffversorgung. Neben Glukose, der primären Energiequelle für das Gehirn, sind weitere Nährstoffe für die optimale Funktion unerlässlich. [s4] Eisen etwa ist für die Bildung von Hämoglobin, dem Sauerstoffträger im Blut und für verschiedene Enzyme im Gehirn notwendig. [s5] Ein ausreichender Eisenspiegel ist somit wichtig für die Sauerstoffversorgung und die enzymatische Aktivität im Gehirn. Jod wiederum ist essenziell für die Synthese von Schilddrüsenhormonen, die die Gehirnentwicklung, insbesondere im Kindesalter, steuern. [s5] Ein Jodmangel kann zu kognitiven Beeinträchtigungen führen, was die Bedeutung einer ausreichenden Jodzufuhr verdeutlicht. Neben diesen Mikronährstoffen beeinflussen auch Makronährstoffe den Stoffwechsel im Gehirn. So können etwa Fette, insbesondere die ungesättigten Fettsäuren, die in der mediterranen Ernährung reichlich vorhanden sind, das Risiko kognitiver Beeinträchtigungen senken. [s6] Die mediterrane Ernährungsweise, reich an Obst, Gemüse, Olivenöl und Fisch, wirkt sich positiv auf die Darmflora aus, die wiederum über die sogenannte Darm-Hirn-Achse mit dem Gehirn kommuniziert und dessen Funktion beeinflusst. [s6] Auch die Art der Energiegewinnung im Gehirn kann durch die Ernährung moduliert werden. Während Glukose unter normalen Bedingungen die Hauptenergiequelle darstellt, kann das Gehirn bei Glukosemangel, zum Beispiel durch Fasten, auf Ketonkörper zurückgreifen. [s7] Ketonkörper entstehen in der Leber aus Fettsäuren und können vom Gehirn als alternative Energiequelle genutzt werden. Diäten wie die ketogene Diät, die reich an Fetten und arm an Kohlenhydraten ist, fördern die Ketonkörperbildung und können so die Energieversorgung des Gehirns beeinflussen. [s8] Ein weiterer Aspekt ist der Einfluss der Ernährung auf Entzündungsprozesse im Gehirn. Chronische Entzündungen können die

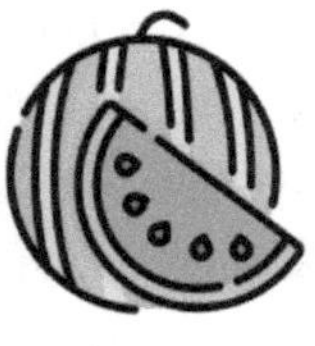

Entstehung neurodegenerativer Erkrankungen wie Alzheimer begünstigen. [s8] Eine Ernährung, die reich an Antioxidantien und entzündungshemmenden Nährstoffen ist, kann diesen Prozessen entgegenwirken. Studien haben gezeigt, dass etwa die MIND-Diät, eine Kombination aus der mediterranen und der DASH-Diät, das Risiko für Alzheimer senken kann. [s8] Regelmäßiger Fischkonsum, reich an Omega-3-Fettsäuren, wird ebenfalls mit einer verbesserten kognitiven Funktion und einem verlangsamten kognitiven Abbau in Verbindung gebracht. [s8]

Gut zu wissen

Entzündungsprozesse

Chronische Entzündungsprozesse im Gehirn können zur Entstehung neurodegenerativer Erkrankungen beitragen. Eine Ernährung reich an Antioxidantien und entzündungshemmenden Nährstoffen kann diesen Prozessen entgegenwirken.

Mediterrane Ernährung

Die mediterrane Ernährung, reich an Obst, Gemüse, Olivenöl und Fisch, liefert dem Gehirn eine Vielzahl von Nährstoffen, die die kognitive Funktion und die psychische Gesundheit unterstützen. Sie wirkt sich positiv auf die Darmgesundheit aus, was wiederum die Gehirnfunktion über die Darm-Hirn-Achse beeinflusst.

Schilddrüsenhormone

Schilddrüsenhormone beeinflussen die Entwicklung und Funktion des Gehirns. Jod ist essenziell für die Bildung dieser Hormone und ein Jodmangel kann zu Beeinträchtigungen der kognitiven Fähigkeiten führen.

Ungesättigte Fettsäuren

Ungesättigte Fettsäuren, insbesondere Omega-3-Fettsäuren, sind wichtige Bestandteile der Zellmembranen im Gehirn und fördern die Signalübertragung zwischen den Nervenzellen. Sie wirken entzündungshemmend und können das Risiko für neurodegenerative Erkrankungen reduzieren.

Gehirnstoffwechsel und mentales Wohlbefinden

Zusammenhang zwischen Gehirnaktivität, Energieverbrauch und Neurotransmitterproduktion.

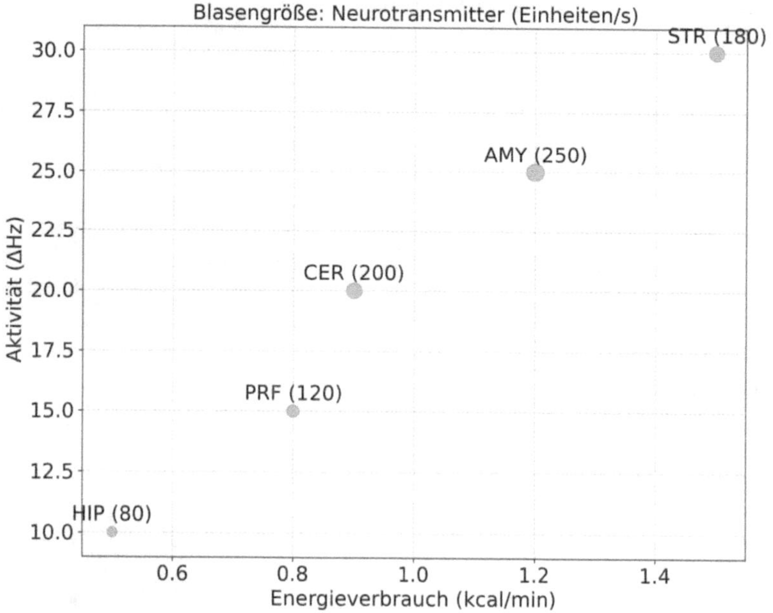

Blasengröße: Neurotrans. (Einheiten/s)

AMY: Amygdala

CER: Cerebellum

HIP: Hippocampus

PRF: Präfrontaler Kortex

STR: Striatum

Höhere Gehirnaktivität entspricht im Allgemeinen einem erhöhten Energiebedarf und einer gesteigerten Neurotransmitterproduktion. Bereiche mit mäßiger Aktivität, aber hohem Energieverbrauch könnten auf metabolische Ineffizienz oder spezifische energieintensive Prozesse hindeuten. Regionen mit hoher Neurotransmitterproduktion, aber geringerem Energieverbrauch, könnten auf eine effiziente Neurotransmission oder eine lokalisierte metabolische Unterstützung hinweisen. Dieses Zusammenspiel unterstreicht die Bedeutung einer ausgewogenen Ernährung für eine optimale Gehirnfunktion und ein mentales Wohlbefinden.

Hormonelle Steuerung

Hormone beeinflussen nicht nur Körperfunktionen, sondern auch unsere Psyche und unser Verhalten. Sie wirken als Botenstoffe und steuern zahlreiche Prozesse im Gehirn, von der Entwicklung über den Stoffwechsel bis hin zur Stimmung. Die Verfügbarkeit bestimmter Nährstoffe beeinflusst direkt die Hormonproduktion und -wirkung, was die Bedeutung einer ausgewogenen Ernährung für die psychische Gesundheit unterstreicht [s9]. So ist beispielsweise eine ausreichende Zufuhr von Jod für die Synthese von Schilddrüsenhormonen unerlässlich, welche die Gehirnentwicklung, besonders im Kindesalter, steuern [s9]. Ein Jodmangel kann zu kognitiven Beeinträchtigungen führen und verdeutlicht die enge Verknüpfung zwischen Ernährung, Hormonen und kognitiver Leistungsfähigkeit. Auch die Regulation des Blutzuckerspiegels ist hormonell gesteuert, wobei spezialisierte Nervenzellen im Hypothalamus zentrale und periphere Glukosewerte überwachen [s10]. Diese Neuronen im Hypothalamus beeinflussen die Glukoseaufnahme im Körper über hormonelle Signalwege [s10]. Störungen in diesem neuronalen Regelkreis können zu Stoffwechselproblemen wie einer peripheren Glukoseintoleranz führen [s10]. Darüber hinaus spielt das Hormon Insulin eine wichtige Rolle im

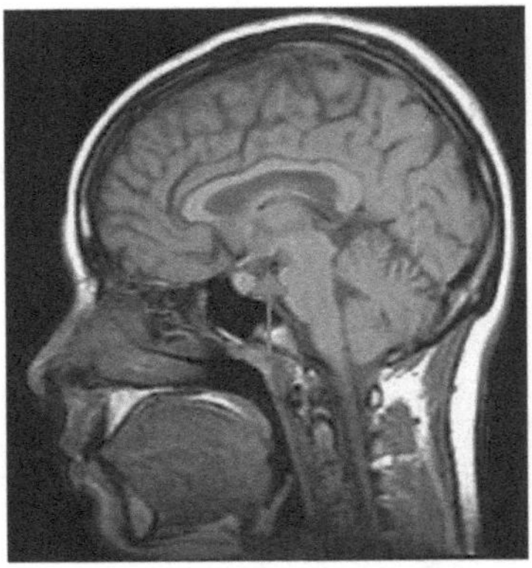

Hypothalamus [i2]

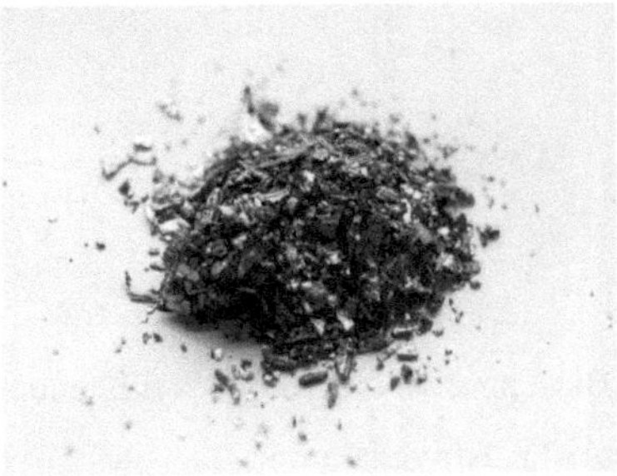

Jod [i3]

Stoffwechsel und beeinflusst auch Gehirnfunktionen. Fasten, das zu einer Senkung des Insulinspiegels führt, aktiviert neuronale Netzwerke und Hormone, die an den Anpassungsreaktionen des Körpers auf Nahrungsmangel beteiligt sind [s11]. Neben Insulin wird auch der Insulin-like Growth Factor 1 (IGF-1) durch Fasten reduziert, was mit einer möglichen Verringerung des Krebsrisikos und des Alterungsprozesses in Verbindung gebracht wird [s11]. Diese hormonellen Veränderungen durch Fasten optimieren die Stoffwechselvorgänge und können sich positiv auf die Gesundheit auswirken [s11]. Die komplexen Wechselwirkungen zwischen Hormonen, Nährstoffen und neuronalen Prozessen verdeutlichen, wie Ernährungsgewohnheiten die hormonelle Balance beeinflussen und somit die psychische und kognitive Gesundheit fördern oder beeinträchtigen können. Eine bedarfsgerechte Nährstoffzufuhr ist daher entscheidend für ein optimales Funktionieren des hormonellen Systems und des Gehirns.

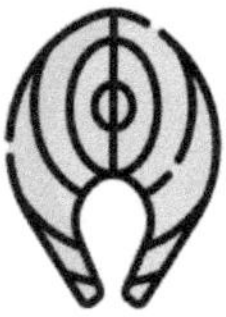

Gut zu wissen

Glukose

Glukose ist ein wichtiger Energielieferant für das Gehirn und andere Körperzellen. Der Blutzuckerspiegel wird durch Hormone wie Insulin reguliert. Eine unausgewogene Ernährung kann zu Schwankungen des Blutzuckerspiegels führen und die Gehirnfunktion beeinträchtigen.

Hormon

Hormone sind biochemische Botenstoffe, die über den Blutkreislauf zu verschiedenen Organen und Geweben transportiert werden und dort spezifische Funktionen beeinflussen. Im Gehirn regulieren sie unter anderem Stimmung, Appetit, Schlaf und kognitive Prozesse. Die Ernährung kann die Hormonproduktion und -wirkung beeinflussen.

Hypothalamus

Der Hypothalamus ist eine Region im Gehirn, die eine wichtige Rolle bei der Regulation des Stoffwechsels, des Hormonhaushalts und des vegetativen Nervensystems spielt. Er steuert unter anderem die Nahrungsaufnahme, den Wasserhaushalt und die Körpertemperatur.

Insulin

Insulin ist ein Hormon, das von der Bauchspeicheldrüse produziert wird und die Aufnahme von Glukose aus dem Blut in die Zellen reguliert. Es spielt eine wichtige Rolle im Stoffwechsel und beeinflusst auch Gehirnfunktionen wie Lernen und Gedächtnis.

Hormoneller Einfluss auf das Wohlbefinden

Hormonspiegel und deren Einfluss auf die Stimmung.

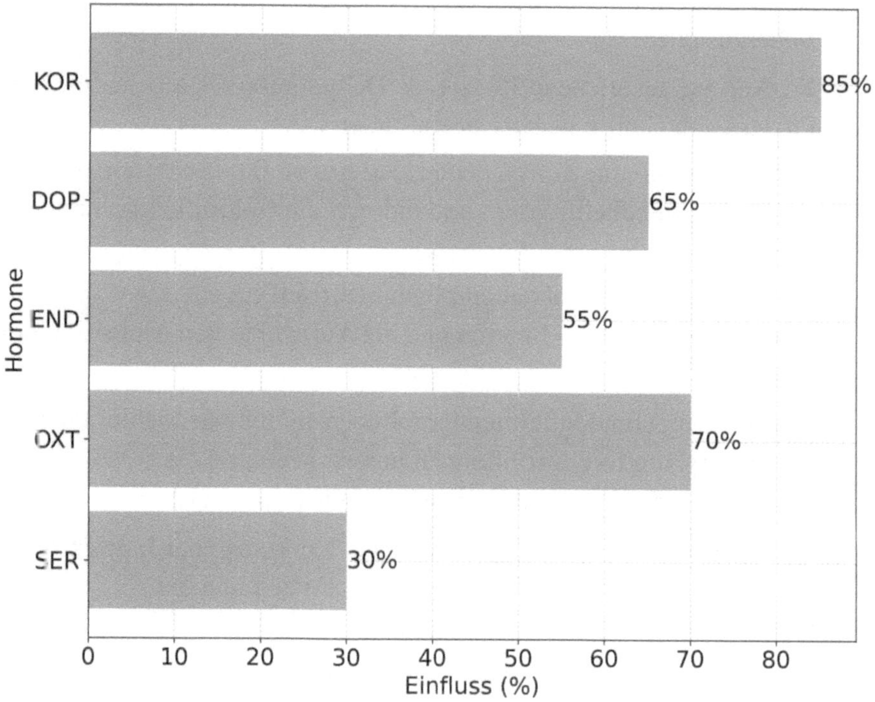

DOP: Dopamin

KOR: Kortisol

SER: Serotonin

END: Endorphine

OXT: Oxytocin

Serotonin zeigt die stärkste Assoziation mit der Stimmung, gefolgt von Dopamin und Oxytocin. Kortisol, das zwar wichtig für die Stressreaktion ist, hat aufgrund dieser Werte einen geringeren direkten Einfluss auf die Stimmung. Endorphine tragen mäßig zum allgemeinen Wohlbefinden bei.

Konkrete Ratschläge

- Integrieren Sie regelmäßig Nüsse und Samen in Ihre Ernährung, um die Versorgung mit essentiellen Fettsäuren für die Myelinsynthese zu fördern.
- Variieren Sie Ihre Proteinquellen, um die Verfügbarkeit aller benötigten Aminosäuren für die Neurotransmittersynthese sicherzustellen.
- Trinken Sie ausreichend Wasser, da Dehydration die biochemischen Prozesse im Gehirn negativ beeinflussen kann.
- Achten Sie auf eine ausreichende Zufuhr von Ballaststoffen, da diese die Darmgesundheit fördern und indirekt die Gehirnfunktion positiv beeinflussen.
- Bereiten Sie Ihre Mahlzeiten möglichst frisch zu, um den Nährstoffgehalt zu optimieren und die Aufnahme von Antioxidantien zu maximieren.
- Essen Sie regelmäßig fermentierte Lebensmittel wie Joghurt oder Sauerkraut, um Ihre Darmflora zu unterstützen und die Kommunikation über die Darm-Hirn-Achse zu verbessern.
- Experimentieren Sie mit Gewürzen wie Kurkuma oder Ingwer, die entzündungshemmende Eigenschaften besitzen und die Gehirngesundheit unterstützen können.
- Bauen Sie regelmäßige Bewegung in Ihren Alltag ein, um die Durchblutung des Gehirns zu fördern und die Nährstoffversorgung zu optimieren.
- Schaffen Sie sich ausreichend Ruhe und Schlaf, da währenddessen wichtige Regenerationsprozesse im Gehirn ablaufen.
- Vermeiden Sie stark verarbeitete Lebensmittel und raffinierten Zucker, da diese den Blutzuckerspiegel negativ beeinflussen und Entzündungsprozesse fördern können.

1. 2 Ernährungsmedizinische Basis

Die Nährstoffaufnahme, Verdauung und Verwertung beeinflussen neuronale Funktionen und die synaptische Plastizität maßgeblich. Essentielle Nährstoffe, Vitamine, Mineralien und Makronährstoffe wirken direkt auf Hormone und neurotrophe Faktoren, die wiederum kognitive Prozesse und Emotionen steuern. Eine unzureichende Versorgung oder Resorptionsstörungen können gesundheitliche Probleme verursachen, während eine optimale Nährstoffzufuhr die Grundlage für seelisches Wohlbefinden bildet. Der Verdauungstrakt zerlegt die Nahrung in ihre Bestandteile, die anschließend vom Körper verwertet werden. Von der enzymatischen Spaltung im Mund bis zur Nährstoffaufnahme im Dünndarm spielt jeder Schritt eine entscheidende Rolle für die Versorgung des Gehirns. Mangelernährung, aber auch eine unausgewogene Ernährung, kann die kognitive Leistungsfähigkeit und das emotionale Gleichgewicht beeinträchtigen. Dieses Kapitel liefert Ihnen das nötige ernährungsmedizinische Basiswissen, um die komplexen Zusammenhänge zwischen Ernährung und psychischer Gesundheit zu verstehen. Entdecken Sie, wie Sie durch eine gezielte Nährstoffzufuhr Ihr seelisches Wohlbefinden positiv beeinflussen können.

Eine optimale Nährstoffversorgung, besonders in sensiblen Entwicklungsphasen wie Schwangerschaft und früher Kindheit, ist entscheidend für die gesunde Entwicklung des Gehirns und das langfristige seelische Wohlbefinden.

Nährstoffaufnahme

Die Nährstoffaufnahme, der Prozess, bei dem der Körper die notwendigen Nährstoffe aus der Nahrung extrahiert und verwertet, findet primär im Verdauungssystem statt. [s12] Nahrung wird mechanisch und chemisch zerkleinert, beginnend im Mund und fortgesetzt im Magen. Im Dünndarm, speziell durch die Darmzotten, gelangen die Nährstoffe schließlich in den Blutkreislauf. [s12] Dabei gibt es sowohl Nährstoffe, die der Körper selbst synthetisieren kann, als auch essentielle Nährstoffe, die über die Nahrung zugeführt werden müssen. Zu letzteren zählen bestimmte Vitamine, Mineralien, Aminosäuren und Fettsäuren. [s12] Die Art der aufgenommenen Nährstoffe beeinflusst direkt neuronale Funktionen und die synaptische Plastizität, indem sie Hormone und neurotrophe Faktoren reguliert. [s13] So können beispielsweise Omega-3-Fettsäuren die kognitive Funktion fördern, während ein hoher Konsum gesättigter Fettsäuren negative Auswirkungen auf die kognitive Verarbeitung haben kann. [s13] Die Hormone Leptin, Ghrelin, GLP-1 und Insulin beeinflussen ebenfalls die kognitiven Funktionen und Emotionen. [s13] Nährstoffe lassen sich in Makro- und Mikronährstoffe unterteilen. [s14] [s15] Makronährstoffe wie Kohlenhydrate, Proteine und Fette liefern Energie und bilden die Grundbausteine des Körpers. [s12] [s15] Sie werden durch enzymatische Verdauung und spezifische Transporter in den Blutkreislauf aufgenommen. [s15] Kohlenhydrate dienen als primäre Energiequelle und sollten 45 bis 65 % der Energieaufnahme ausmachen. [s15] Proteine sind für Zellstruktur und -funktion unerlässlich, mit einer empfohlenen Tagesdosis von 0,8 bis 1 Gramm pro Kilogramm Körpergewicht. [s15] Fette sind die Hauptenergiequelle und sollten 20 bis 35 % der täglichen Energieaufnahme ausmachen. [s15] Mikronährstoffe, Vitamine und Mineralien, sind für diverse Körperfunktionen notwendig. [s12] [s15] Vitamine werden in wasserlösliche (B-Vitamine und Vitamin C) und fettlösliche (Vitamine A, D, E und K) unterteilt. [s15] Mineralien werden nach Bedarf in Makro- (über 100 mg/Tag) und Mikromineralien (unter 100 mg/Tag) kategorisiert. [s15] Ihre Bioverfügbarkeit hängt von Faktoren wie der Nährstoffform, anderen Nahrungsbestandteilen und der individuellen Physiologie ab. [s15] Ein Nährstoffmangel, ob durch unzureichende Zufuhr, Umweltfaktoren oder Krankheiten, erhöht das Risiko für diverse Erkrankungen. [s14] Mikronährstoffmängel können zu chronischen Krankheiten wie Krebs, Osteoporose und Herz-Kreislauf-Erkrankungen führen. [s14] Protein-Energie-Mangelernährung kann schwerwiegende Folgen wie Marasmus und Kwashiorkor haben. [s14] Um einen Mangel zu vermeiden, kann eine gezielte Nahrungsergänzung in Betracht gezogen werden. [s14] Neben der Nährstoffzusammensetzung ist auch die Flüssigkeitsaufnahme entscheidend. Wasser ist lebensnotwendig und bereits ein geringer Flüssigkeitsmangel kann die körperliche und kognitive Leistungsfähigkeit beeinträchtigen. [s16] Die Wasseraufnahme wird durch ein komplexes System physiologischer Kontrollen reguliert, an dem die Nieren maßgeblich beteiligt sind. [s16] Die benötigte Flüssigkeitsmenge variiert je nach Alter, Geschlecht und körperlicher Aktivität und sollte im Verhältnis zum Energiebedarf betrachtet werden. [s16] Ein Sportler mit einem hohen Energieumsatz benötigt demnach mehr Flüssigkeit als eine weniger aktive Person. Die Flüssigkeitszufuhr erfolgt nicht nur über Getränke, sondern auch über feste Nahrung. [s16] Kalorische Restriktion kann die synaptische Plastizität fördern und oxidative Schäden im Gehirn reduzieren. [s13] Es ist wichtig, die Wechselwirkungen zwischen Ernährung, Energiehaushalt und kognitiven Funktionen zu verstehen, um die Auswirkungen von Nahrungsmitteln auf die Gehirngesundheit beurteilen zu können. [s13] Eine ausgewogene Ernährung, die sowohl Makro- als auch Mikronährstoffe berücksichtigt, ist daher fundamental für die körperliche und geistige Gesundheit.

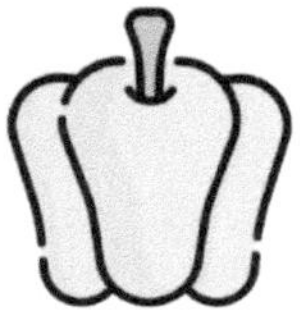

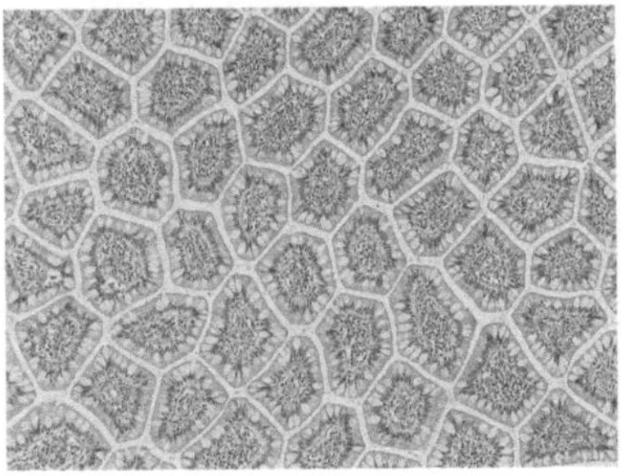

Darmzotten [i4]

Gut zu wissen

Essentielle Nährstoffe

Essentielle Nährstoffe sind lebenswichtige Stoffe, die der Körper nicht selbst herstellen kann und daher über die Nahrung aufnehmen muss. Für die Gehirngesundheit sind bestimmte Vitamine (z.B. B-Vitamine), Mineralstoffe (z.B. Magnesium, Zink), Aminosäuren und Fettsäuren (z.B. Omega-3-Fettsäuren) essentiell. Ein Mangel an diesen Nährstoffen kann zu Beeinträchtigungen der kognitiven Funktionen und der psychischen Gesundheit führen.

Kalorische Restriktion

Kalorische Restriktion, auch bekannt als Kalorienrestriktion, bezeichnet eine Reduktion der Kalorienzufuhr ohne Mangelernährung. Studien zeigen, dass eine moderate Kalorienrestriktion positive Auswirkungen auf die Gehirngesundheit haben kann, indem sie die Neubildung von Nervenzellen fördert und die Widerstandsfähigkeit gegenüber oxidativem Stress erhöht.

Synaptische Plastizität

Die synaptische Plastizität beschreibt die Fähigkeit des Gehirns, die Stärke der Verbindungen zwischen Nervenzellen (Synapsen) zu verändern. Diese Anpassungsfähigkeit ist die Grundlage für Lernen und Gedächtnis. Die Ernährung spielt eine wichtige Rolle bei der synaptischen Plastizität, indem sie die Verfügbarkeit von Neurotransmittern und die Bildung neuer Synapsen beeinflusst.

Makronährstoffaufnahme für die Gehirngesundheit

Optimale Makronährstoffverteilung für das mentale Wohlbefinden.

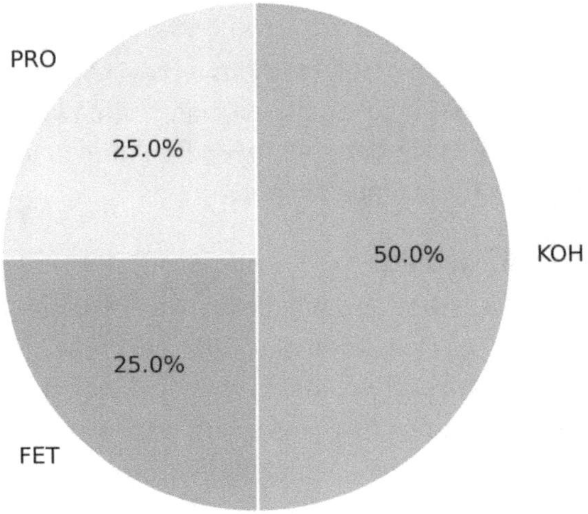

- FET: Gesunde Fette
- KOH: Komplexe Kohlenhydrate
- PRO: Protein

Dieses Diagramm visualisiert ein Beispiel für eine ausgewogene Makronährstoffverteilung, die die kognitive Funktion und das mentale Wohlbefinden unterstützen kann. Ein höherer Anteil an komplexen Kohlenhydraten liefert dem Gehirn nachhaltige Energie, während ausreichendes Protein die Produktion von Neurotransmittern unterstützt. Gesunde Fette sind entscheidend für die Struktur und Funktion des Gehirns. Dieses Gleichgewicht kann zu verbesserter Stimmung, Konzentration und allgemeiner geistiger Klarheit beitragen. Die individuellen Bedürfnisse können variieren.

Verdauungsprozesse

Die Verdauung, die komplexe Zerlegung und Aufnahme von Nahrungsbestandteilen, beeinflusst maßgeblich unsere Gesundheit und unser Wohlbefinden. Im Magen-Darm-Trakt wird die Nahrung mechanisch, durch Kauen und Muskelkontraktionen, sowie chemisch, durch Enzyme und Säuren, zerkleinert. Dieser Prozess beginnt bereits im Mund, wo die Nahrung mit Speichel vermischt und vorverdaut wird. [s17] Im Magen wird die Nahrung weiter zersetzt und mit Magensäure vermischt, bevor sie in den Dünndarm gelangt. Dort findet der Hauptteil der Nährstoffaufnahme statt. Die Darmschleimhaut, mit ihren zahlreichen Zotten und Mikrovilli, vergrößert die Oberfläche enorm und ermöglicht so die effiziente Aufnahme von Nährstoffen in den Blutkreislauf. Diese Nährstoffe, darunter Makronährstoffe wie Kohlenhydrate, Proteine und Fette, sowie Mikronährstoffe wie Vitamine und Mineralien, sind essentiell für unzählige Körperfunktionen, von der Energiegewinnung bis zum Aufbau von Zellen und Geweben. [s17] Eine unzureichende Versorgung mit diesen Nährstoffen, sei es durch Mangelernährung, Resorptionsstörungen oder genetische Faktoren, kann zu erheblichen gesundheitlichen Problemen führen. [s17] So kann beispielsweise ein anhaltender Mikronährstoffmangel das Risiko für chronische Erkrankungen wie Osteoporose oder Herz-Kreislauf-Probleme erhöhen. Besonders im Säuglingsalter ist eine optimale Nährstoffversorgung entscheidend für die Entwicklung. Muttermilch bietet hier die ideale Zusammensetzung an Nährstoffen, darunter spezielle Zuckerverbindungen (Humanmilch-Oligosaccharide), die das Wachstum nützlicher Darmbakterien fördern und das Immunsystem stärken. [s18] Auch die in der Muttermilch enthaltenen Fette, insbesondere langkettige mehrfach ungesättigte Fettsäuren, sind für die Entwicklung des Gehirns und des Nervensystems von zentraler Bedeutung. [s18] Die individuelle Anpassung der Ernährung, unter Berücksichtigung von Alter,

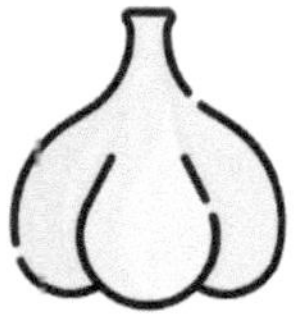

Aktivitätsniveau und kulturellen Präferenzen, ist daher der Schlüssel zu einer optimalen Nährstoffversorgung und damit zu langfristiger Gesundheit und Wohlbefinden. [s19] Eine Ernährung, die reich an Obst, Gemüse, Vollkornprodukten und magerem Protein ist, kombiniert mit ausreichend Bewegung und einer ausreichenden Flüssigkeitszufuhr, legt die Grundlage für eine gesunde Verdauung und eine optimale Nährstoffversorgung.

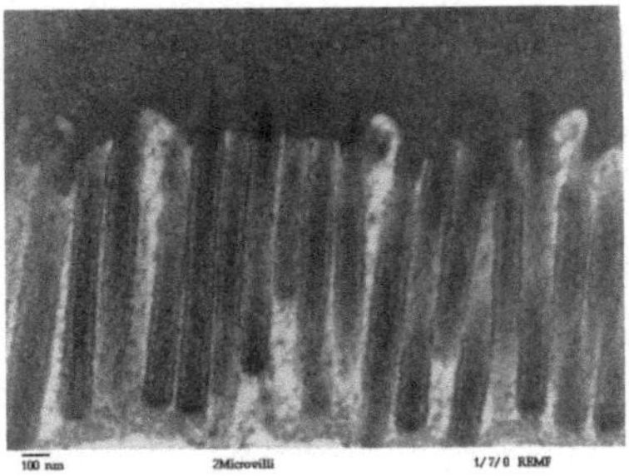

Mikrovilli [i5]

Gut zu wissen

Humanmilch-Oligosaccharide

Humanmilch-Oligosaccharide sind komplexe Zucker, die in der Muttermilch vorkommen und als Präbiotika wirken. Sie fördern das Wachstum nützlicher Darmbakterien, die die Entwicklung des Immunsystems und die Gehirnentwicklung des Säuglings positiv beeinflussen können.

Langkettige mehrfach ungesättigte Fettsäuren

Langkettige mehrfach ungesättigte Fettsäuren, wie Omega-3- und Omega-6-Fettsäuren, sind essentiell für die Entwicklung des Gehirns und des Nervensystems. Sie sind Bestandteil der Zellmembranen und spielen eine Rolle bei der Signalübertragung im Gehirn.

Makronährstoffe

Makronährstoffe sind Nährstoffe, die der Körper in großen Mengen benötigt, um Energie zu produzieren. Dazu gehören Kohlenhydrate, Proteine und Fette. Sie spielen eine wichtige Rolle bei der Gehirnfunktion, indem sie Energie liefern und als Bausteine für Zellmembranen und Neurotransmitter dienen.

Resorptionsstörungen

Resorptionsstörungen sind Zustände, bei denen der Körper Nährstoffe aus der Nahrung nicht richtig aufnehmen kann. Dies kann zu Nährstoffmängeln führen, die sich negativ auf die Gesundheit des Gehirns und die psychische Funktion auswirken können.

Nährstoff Absorptionsraten

Vergleich der Nährstoff Absorptionsraten.

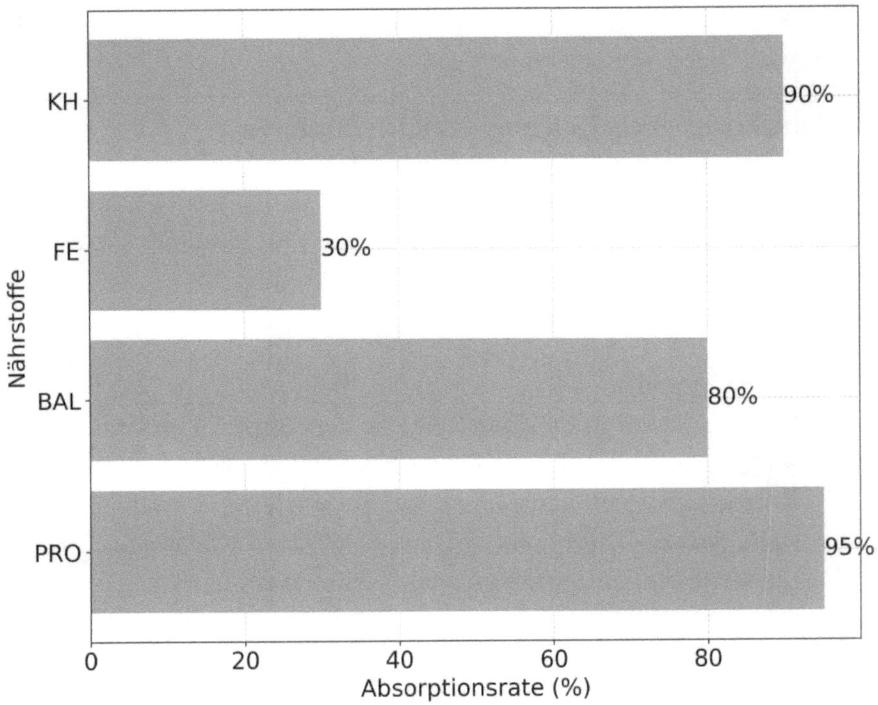

BAL: Ballaststoffe

FE: Fette

KH: Kohlenhydrate

PRO: Proteine

Kohlenhydrate weisen die höchste Absorptionsrate auf, dicht gefolgt von Proteinen. Fette zeigen eine mäßig hohe Absorptionsrate, während Ballaststoffe die niedrigste Absorption aufweisen, was auf ihre entscheidende Rolle für die Gesundheit des Verdauungssystems durch Förderung von Regelmäßigkeit und Sättigung hindeutet.

Verwertungsmechanismen

Verwertungsmechanismen beschreiben, wie der Körper Nährstoffe aus der Nahrung extrahiert und für verschiedene Funktionen nutzt. Diese Prozesse sind komplex und hängen von zahlreichen Faktoren ab, darunter die Art der Nahrung, die individuelle genetische Veranlagung und das Zusammenspiel verschiedener Organe. [s20] So beeinflusst die Verfügbarkeit bestimmter Nährstoffe kognitive Prozesse und Emotionen, indem sie die Produktion von Hormonen und neurotrophen Faktoren im Gehirn steuert. Omega-3-Fettsäuren beispielsweise fördern die synaptische Funktion und können so die kognitive Leistungsfähigkeit positiv beeinflussen. [s20] Neben der Art der Nährstoffe ist auch der Zeitpunkt der Zufuhr entscheidend, besonders in sensiblen Entwicklungsphasen. Ein Eisenmangel in der frühen Kindheit kann beispielsweise langfristige kognitive Beeinträchtigungen nach sich ziehen, die durch spätere Interventionen nur schwer zu beheben sind. [s21] Daher ist eine frühzeitige und ausreichende Versorgung mit essenziellen Nährstoffen, insbesondere in der Schwangerschaft und den ersten Lebensjahren, von besonderer Bedeutung für die gesunde Entwicklung des Gehirns. Eine protein- und energiearme Ernährung in dieser Zeit kann zu Wachstumsstörungen und einer verringerten neuronalen Entwicklung führen. [s21] Um die bestmögliche Nährstoffversorgung sicherzustellen und das Risiko von

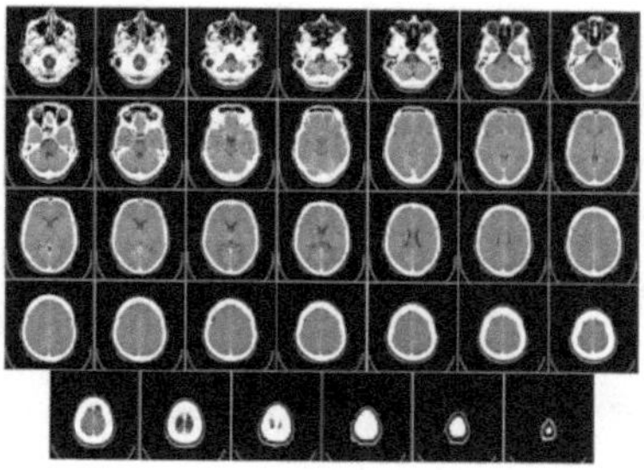

Gehirn [i6]

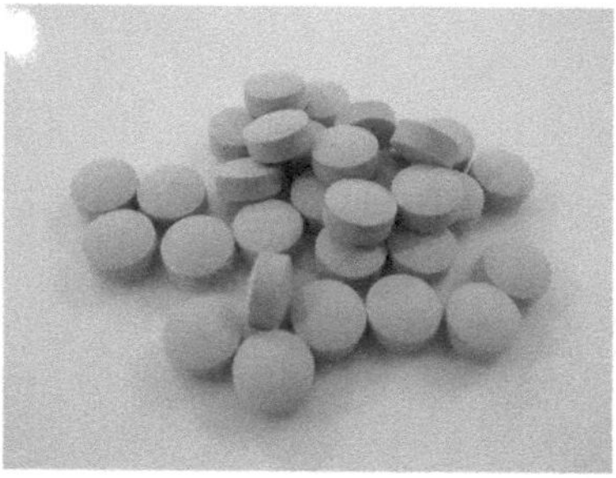

Nahrungsergänzungsmittel [i7]

Mangelerscheinungen zu minimieren, ist eine ausgewogene und abwechslungsreiche Ernährung ratsam. Diese sollte ausreichend Obst, Gemüse, Vollkornprodukte und magere Proteinquellen enthalten. Zusätzlich kann in bestimmten Fällen, etwa bei erhöhtem Bedarf oder nachgewiesenen Mängeln, die gezielte Einnahme von Nahrungsergänzungsmitteln sinnvoll sein. Hierbei ist eine Beratung durch medizinisches Fachpersonal empfehlenswert, um eine individuelle und bedarfsgerechte Supplementierung zu gewährleisten.

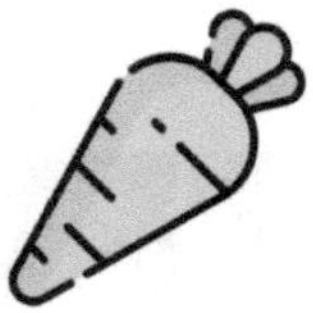

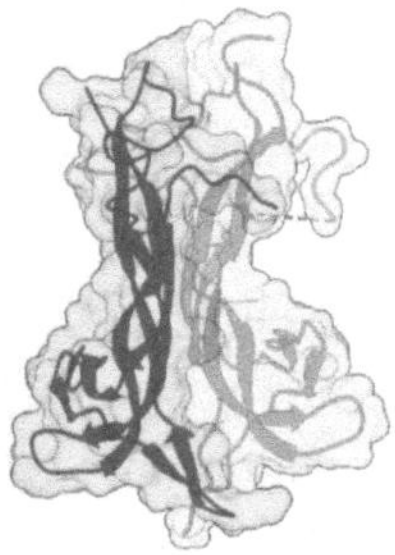

Neurotropher Faktor [i8]

Gut zu wissen

Essenzielle Nährstoffe

Essenzielle Nährstoffe sind lebenswichtige Stoffe, die der Körper nicht selbst herstellen kann und daher über die Nahrung aufnehmen muss. Sie spielen eine entscheidende Rolle für die Gehirnfunktion und die psychische Gesundheit.

Kognitive Prozesse

Kognitive Prozesse, wie Gedächtnis, Aufmerksamkeit und Entscheidungsfindung, sind eng mit der Nährstoffversorgung des Gehirns verbunden. Eine optimale Ernährung kann diese Prozesse unterstützen und die geistige Leistungsfähigkeit verbessern.

Nahrungsergänzungsmittel

Nahrungsergänzungsmittel können dazu beitragen, Nährstoffdefizite auszugleichen und die Versorgung mit bestimmten Vitaminen, Mineralstoffen oder anderen wichtigen Nährstoffen zu optimieren. Sie sollten jedoch gezielt und in Absprache mit einem Arzt oder Ernährungsberater eingesetzt werden.

Neurotrophe Faktoren

Neurotrophe Faktoren sind Proteine, die das Wachstum, Überleben und die Funktion von Nervenzellen fördern. Die Ernährung spielt eine wichtige Rolle bei der Regulation dieser Faktoren und beeinflusst somit die Gesundheit und Plastizität des Gehirns.

Nährstoffverwertungseffizienz

Auswirkung der Darmgesundheit auf die Nährstoffaufnahme und -verwertung für das mentale Wohlbefinden.

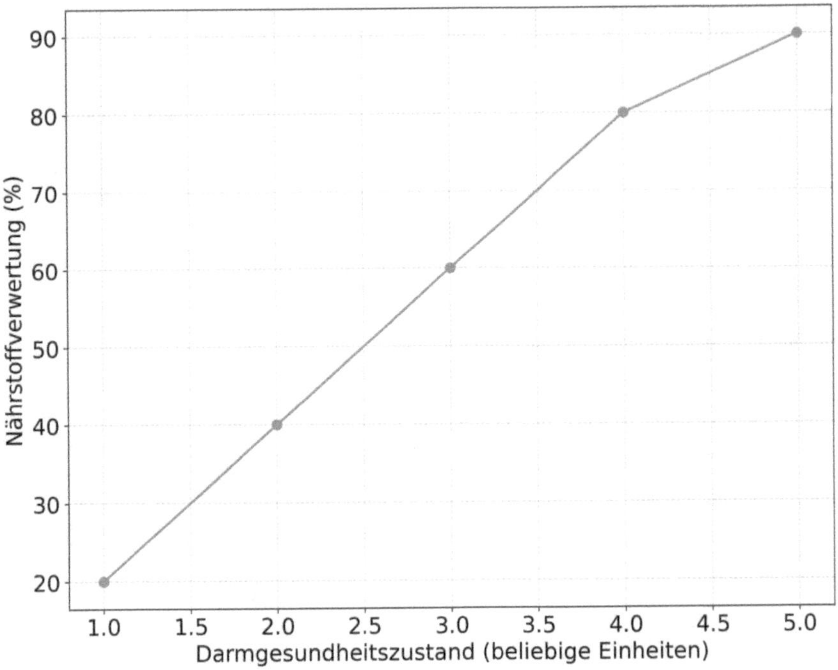

Dieses Diagramm veranschaulicht, wie unterschiedliche Darmgesundheitszustände die Effizienz der Nährstoffaufnahme und -verwertung beeinflussen können. Eine optimale Darmgesundheit korreliert mit höheren Verwertungsraten, wodurch der Nutzen der aufgenommenen Nährstoffe für die Gehirnfunktion und die Stimmungsregulation maximiert wird. Umgekehrt führt eine beeinträchtigte Darmgesundheit zu einer verringerten Verwertung, was möglicherweise zu Nährstoffmängeln beiträgt und das mentale Wohlbefinden beeinträchtigt. Dies unterstreicht die Bedeutung der Erhaltung eines gesunden Darms für eine optimale Nährstoffbioverfügbarkeit und psychische Gesundheit.

Konkrete Ratschläge

- Verzehren Sie Lebensmittel mit unterschiedlichen Farben, um eine breite Palette an sekundären Pflanzenstoffen für Ihren Gehirnstoffswechsel sicherzustellen.
- Kombinieren Sie eisenreiche Lebensmittel mit Vitamin-C-haltigen Lebensmitteln, um die Eisenaufnahme für die Sauerstoffversorgung Ihres Gehirns zu verbessern.
- Planen Sie Ihre Mahlzeiten im Voraus, um impulsive, ungesunde Entscheidungen zu vermeiden und Ihre Gehirngesundheit langfristig zu unterstützen.
- Kaufen Sie saisonal und regional ein, um die Nährstoffdichte Ihrer Lebensmittel für optimale Gehirnfunktion zu erhöhen.
- Integrieren Sie Hülsenfrüchte in Ihren Speiseplan, um Ihre Gehirnzellen mit komplexen Kohlenhydraten und wichtigen Mineralstoffen zu versorgen.
- Trinken Sie grünen Tee, um die Konzentration und Gedächtnisleistung durch die enthaltenen Antioxidantien zu unterstützen.
- Entdecken Sie die Vielfalt an heimischen Beeren, um Ihr Gehirn mit wertvollen Vitaminen und sekundären Pflanzenstoffen zu schützen.
- Nehmen Sie sich Zeit für Ihre Mahlzeiten und essen Sie bewusst, um die Verdauung und Nährstoffaufnahme für Ihr Gehirn zu optimieren.
- Probieren Sie neue, unbekannte Gemüse- und Obstsorten, um Ihre Nährstoffzufuhr für die Gehirngesundheit zu erweitern.
- Achten Sie auf die Qualität Ihrer Fette und bevorzugen Sie native Öle, um die Zellmembranen Ihrer Gehirnzellen zu stärken.

1. 3 Wechselwirkungen

Die komplexen Wechselwirkungen zwischen Ernährung, Darm, Immunsystem und Psyche beeinflussen maßgeblich unser seelisches Wohlbefinden. Von der pränatalen Entwicklung bis ins Erwachsenenalter prägt die Nahrung unsere Darmflora, Immunfunktion und neuronale Aktivität. Diese vielschichtigen Verbindungen können sowohl zu psychischer Stabilität als auch zu Erkrankungen beitragen. Eine unausgewogene Ernährung kann Entzündungsprozesse fördern und die Darm-Hirn-Achse negativ beeinflussen, während eine gezielte Nährstoffzufuhr positive Effekte auf Stimmung, Verhalten und kognitive Fähigkeiten haben kann. Die individuellen Reaktionen auf Ernährungsfaktoren sind jedoch komplex und von verschiedenen Faktoren abhängig. Entdecken Sie in diesem Kapitel, wie Sie durch ein besseres Verständnis dieser Wechselwirkungen Ihre psychische Gesundheit positiv beeinflussen können.

Die Gesundheit von Darm, Gehirn und Immunsystem ist eng miteinander verwoben und wird maßgeblich von der Ernährung, beginnend im Mutterleib, beeinflusst.

Darm-Hirn-Achse

Der Darm und das Gehirn kommunizieren über die sogenannte Darm-Hirn-Achse intensiv miteinander. Diese Kommunikation beeinflusst nicht nur unsere Verdauung, sondern auch unsere Stimmung, unser Verhalten und sogar unsere kognitiven Fähigkeiten [s22]. Ein komplexes Netzwerk aus Nervenbahnen, Hormonen und Immunzellen vermittelt den Informationsaustausch zwischen Darm und Gehirn. Ein wichtiger Akteur in diesem System ist die Darmflora, eine Gemeinschaft von Billionen von Mikroorganismen, die unseren Darm besiedeln. Die Zusammensetzung dieser Flora beeinflusst die Produktion von Neurotransmittern wie Serotonin oder GABA, die wiederum unsere Stimmung und unser Verhalten beeinflussen [s23]. Eine unausgewogene Darmflora, etwa durch eine Ernährung mit vielen stark verarbeiteten Lebensmitteln, kann zu einer Dysbiose führen [s22]. Diese Dysbiose kann chronische Entzündungen fördern, die wiederum mit neuropsychiatrischen Erkrankungen in Verbindung gebracht werden. Eine Ernährungsumstellung, die den Aufbau einer gesunden Darmflora fördert, kann hier Abhilfe schaffen. Ballaststoffreiche Lebensmittel etwa nähren die nützlichen Bakterien im Darm und tragen so zu einer ausgewogenen Darmflora bei. Darüber hinaus können bestimmte Nährstoffe, wie in Quelle [s24] beschrieben, positive Effekte auf das Gedächtnis und die Stimmung haben. Substanz X fördert dort die neuronale Proliferation im Hippocampus und senkt oxidativen Stress. Sie wirkt neuroprotektiv und kann neuronale Schäden, die durch oxidativen Stress entstehen, verringern [s24]. Die Einnahme von X kann, Studien an Ratten zufolge, depressive Symptome und stressbedingte Verhaltensänderungen lindern, indem sie die HPA-Achse reguliert und die BDNF-Spiegel erhöht [s24]. Die HPA-Achse, auch bekannt als Hypothalamus-Hypophysen-Nebennieren-Achse, ist ein wichtiges System zur Stressregulation. Auch soziale Isolation beeinflusst dieses System und die damit verbundenen Neurotransmittersysteme [s25]. Soziale Isolation, sowohl akut als auch chronisch, erhöht die Aktivität der HPA-Achse und die damit verbundenen Corticosteronspiegel [s25]. Langfristige Veränderungen im Serotoninumsatz und der Dopaminrezeptor-Empfindlichkeit können die Folge sein [s25]. Frühe soziale Isolation kann sogar irreversible Veränderungen in der neuronalen Entwicklung und der Myelinisierung hervorrufen, mit negativen Auswirkungen auf die kognitiven Funktionen [s25]. Essen spielt ebenfalls eine Rolle in der emotionalen Regulation, sowohl für den, der isst, als auch für den, der das Essen anbietet [s26]. Die Qualität der frühen Nahrungsangebote beeinflusst die emotionale Regulation im späteren Leben und kann zu Essstörungen führen [s26]. Nahrungsangebote als emotionale Unterstützung zu verwenden, kann sowohl funktionale als auch dysfunktionale Folgen haben, insbesondere wenn es andere Unterstützungsformen ersetzt [s26]. Der Vagusnerv, ein wichtiger Bestandteil der Darm-Hirn-Achse, überträgt Informationen über den Zustand des Darms an das Gehirn [s22]. Die Stärkung der Darmflora durch Ernährungsumstellungen kann somit ein vielversprechender Ansatz zur Linderung der Symptome psychischer Erkrankungen sein [s22].

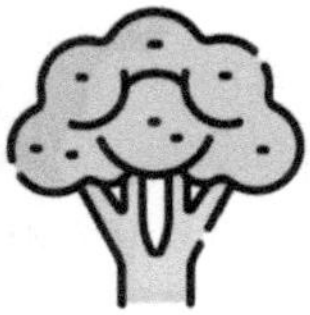

Gut zu wissen

Darm-Hirn-Achse

Die Darm-Hirn-Achse ist ein komplexes Kommunikationsnetzwerk zwischen Darm und Gehirn, das Signale in beide Richtungen sendet und z.B. die Stimmung, das Verhalten und die kognitiven Funktionen beeinflusst. Störungen in diesem System können sich sowohl auf die körperliche als auch auf die psychische Gesundheit auswirken.

Dopaminrezeptor

Dopaminrezeptoren sind Proteine auf der Oberfläche von Nervenzellen, die an den Dopamin-Signalwegen beteiligt sind. Dopamin spielt eine wichtige Rolle bei Motivation, Belohnung und motorischer Kontrolle. Veränderungen in der Dopaminrezeptor-Empfindlichkeit können zu verschiedenen neurologischen und psychiatrischen Erkrankungen beitragen.

Neuronale Proliferation

Neuronale Proliferation beschreibt die Bildung neuer Nervenzellen im Gehirn. Dieser Prozess ist wichtig für die Entwicklung des Gehirns und für Lernprozesse.

Neurotransmitter

Neurotransmitter sind chemische Botenstoffe, die Signale zwischen Nervenzellen im Gehirn und im gesamten Körper übertragen. Sie spielen eine wichtige Rolle bei der Regulierung von Stimmung, Verhalten, Schlaf, Appetit und vielen anderen Körperfunktionen. Die Darmflora kann die Produktion bestimmter Neurotransmitter beeinflussen.

Darm-Gehirn-Immun-Interaktionen

Auswirkungen der Darm-Gehirn-Immun-Interaktionen auf das Wohlbefinden.

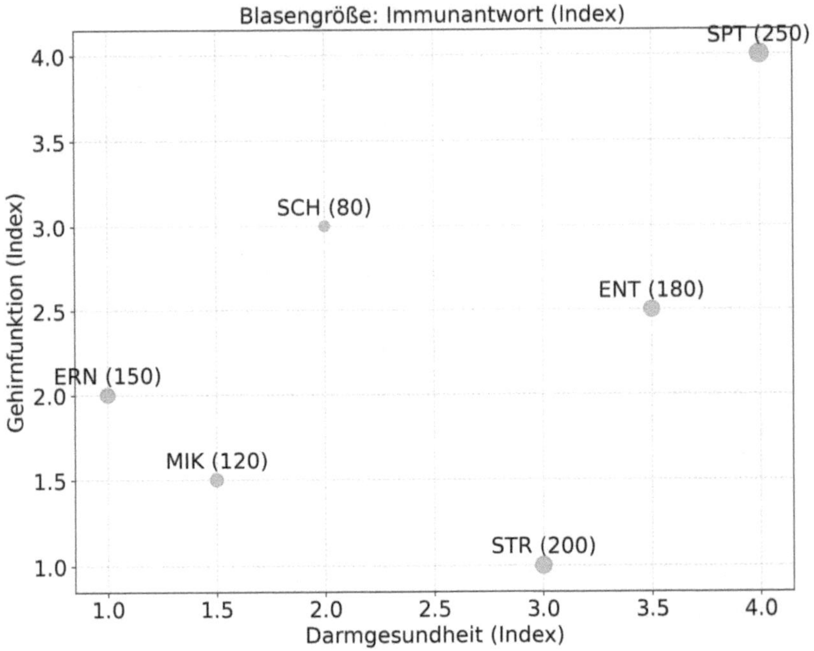

Blasengröße: Immunantwort (Index)

ENT: Entzündung

ERN: Ernährung

MIK: Mikrobiom

SCH: Schlaf

SPT: Sport

STR: Stress

Diese Grafik visualisiert das komplexe Zusammenspiel zwischen Darmgesundheit, Gehirnfunktion und Immunantwort. Größere Blasen zeigen einen stärkeren Einfluss auf das allgemeine Wohlbefinden. Beachten Sie die unterschiedlichen Auswirkungen auf verschiedene Faktoren, was darauf hindeutet, dass ein ganzheitlicher Ansatz, der alle drei Bereiche berücksichtigt, für ein optimales Wohlbefinden entscheidend ist.

Immunsystem

Das Immunsystem, ein komplexes Netzwerk aus Zellen, Geweben und Organen, schützt den Körper vor Krankheitserregern. Seine Entwicklung und Funktion werden maßgeblich durch die Ernährung beeinflusst, beginnend im Mutterleib. So kann eine nährstoffreiche Ernährung während der Schwangerschaft die Entwicklung des kindlichen Immunsystems nachhaltig fördern [s27] [s28]. Eine unzureichende Versorgung mit essenziellen Nährstoffen in dieser Phase, insbesondere in den ersten 1.000 Tagen nach der Empfängnis, kann die kindliche Immunabwehr schwächen und die Anfälligkeit für Infektionen im späteren Leben erhöhen [s27] [s28]. Stillen verstärkt diesen positiven Effekt zusätzlich, da die Muttermilch neben wichtigen Nährstoffen auch Antikörper und Immunzellen enthält, die den Säugling in den ersten Lebensmonaten schützen [s29]. Diese immunologischen Komponenten der Muttermilch reduzieren das Risiko und die Schwere von Erkrankungen wie Atemwegsinfektionen oder Allergien im Vergleich zu Säuglingsnahrung [s29]. Auch im Erwachsenenalter beeinflusst die Ernährung die Immunantwort. Eine Ernährung mit einem hohen Anteil an gesättigten Fettsäuren und Kalorien kann entzuendungsprozesse im

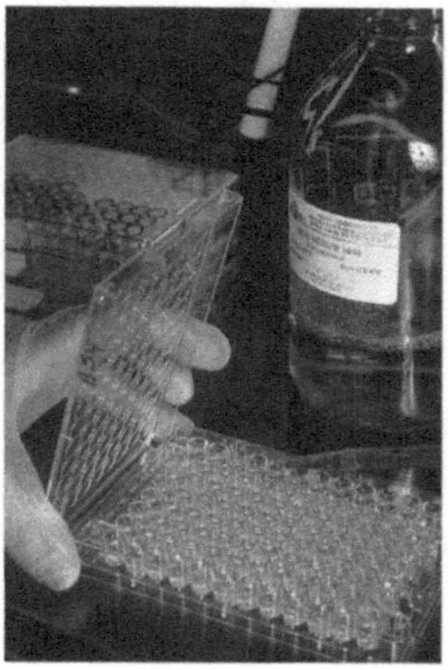

Antikörper [i9]

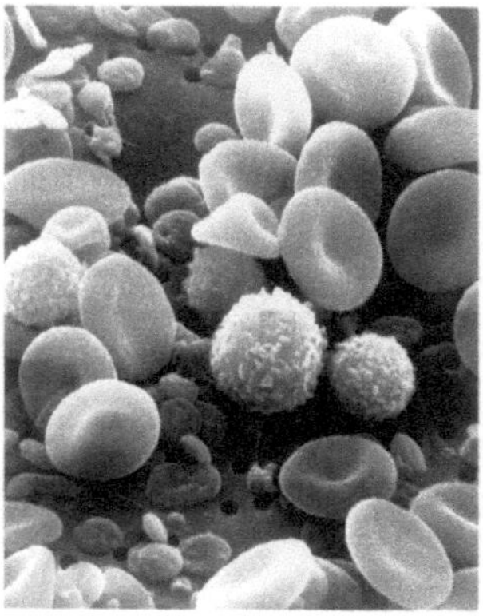

Immunzellen [i10]

Körper verstärken und sich negativ auf die Gehirngesundheit auswirken [s30]. Umgekehrt kann eine Ernährung mit

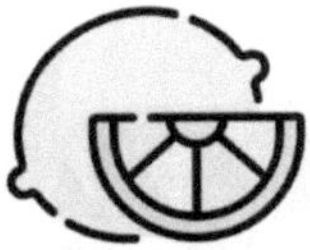

entzündungshemmenden Eigenschaften, z.B. reich an Obst, Gemüse und omegafettsaeuren, die Immunaktivierung regulieren und sogar depressive Symptome lindern [s30]. Dabei gilt es zu beachten, dass die individuellen Reaktionen auf Ernährungsfaktoren aufgrund von persönlichen Faktoren wie Stress oder Vorerkrankungen variieren können [s30].

Gut zu wissen

Antikörper

Spezifische Proteine, die vom Immunsystem produziert werden, um Krankheitserreger zu bekämpfen. Ihre Produktion wird durch die Nährstoffversorgung beeinflusst, was Auswirkungen auf die psychische Gesundheit haben kann.

Immunsystem

Das Immunsystem steht in ständiger Wechselwirkung mit dem Darm und dem Gehirn. Entzündungen im Körper, die durch das Immunsystem reguliert werden, können die Psyche beeinflussen und umgekehrt.

Immunzellen

Zellen des Immunsystems, die Krankheitserreger erkennen und bekämpfen. Die Funktion dieser Zellen wird durch die Ernährung beeinflusst, was wiederum die Anfälligkeit für psychische Erkrankungen beeinflussen kann.

Einfluss der Ernährung auf Immunmarker

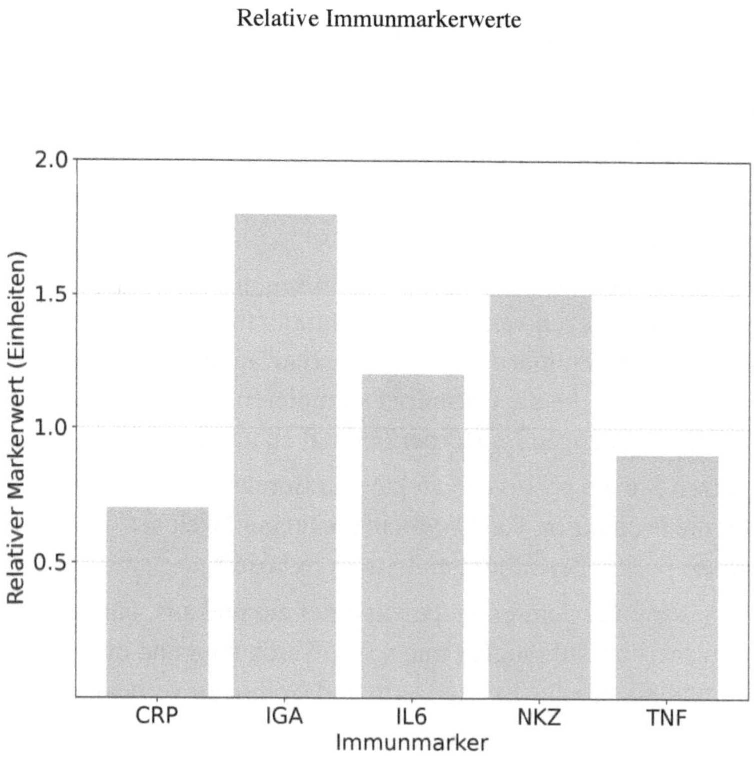

CRP: C-reaktives Protein

IGA: Sekretorisches IgA

IL6: Interleukin-6

NKZ: NK-Zellaktivität

TNF: TNF-alpha

Diese Grafik veranschaulicht den potenziellen Einfluss von Ernährungseingriffen auf wichtige Immunmarker. Höhere Werte von nützlichen Markern wie IgA und niedrigere Werte von Entzündungsmarkern wie CRP deuten auf einen positiven Einfluss auf die Immunfunktion und eine reduzierte systemische Entzündung hin. Obwohl diese Unterschiede potenzielle Vorteile aufzeigen, sind weitere Untersuchungen erforderlich, um kausale Zusammenhänge und optimale Ernährungsstrategien für individuelle Bedürfnisse zu ermitteln.

Konkrete Ratschläge

- Steigern Sie Ihre Konzentration, indem Sie nach dem Lernen ein Gericht mit präbiotischen Lebensmitteln wie Topinambur zubereiten, um die Darmflora positiv zu beeinflussen und so die Informationsverarbeitung zu unterstützen.
- Essen Sie gemeinsam mit Freunden und Familie, um die positive Wirkung gemeinsamer Mahlzeiten auf die Stressregulation und somit die Gehirngesundheit zu nutzen.
- Variieren Sie Ihre Mahlzeiten rhythmisch, indem Sie beispielsweise an manchen Tagen verstärkt Lebensmittel mit entzündungshemmender Wirkung und an anderen Tagen Lebensmittel, die die Darmflora stimulieren, bevorzugen, um die Wechselwirkungen im Körper optimal zu nutzen.
- Nutzen Sie die positiven Effekte von Berührungen und Massagen, um die Produktion von Oxytocin anzuregen, welches die Darm-Hirn-Achse positiv beeinflusst und Stress reduziert.
- Atmen Sie vor dem Essen bewusst tief ein und aus, um den Vagusnerv zu stimulieren und so die Verdauung und die Kommunikation zwischen Darm und Gehirn zu verbessern.
- Experimentieren Sie mit Bitterstoffen in Ihrer Ernährung, um die Produktion von Verdauungssäften anzuregen und so die Nährstoffaufnahme für das Gehirn zu optimieren.
- Lernen Sie, Hunger von Appetit zu unterscheiden und essen Sie nur, wenn Ihr Körper tatsächlich Energie benötigt, um die Balance der Darm-Hirn-Achse zu erhalten.
- Verbinden Sie den Genuss von probiotischen Lebensmitteln mit positiven Emotionen, um die Verknüpfung von Darmgesundheit und Wohlbefinden im Gehirn zu stärken.

Rückblick - 1. Grundlagen der Gehirnernährung

Die Ernährung spielt eine entscheidende Rolle für Ihre geistige Gesundheit und Ihr Wohlbefinden. Was Sie essen, beeinflusst direkt die Verfügbarkeit der Bausteine für Neurotransmitter, die Botenstoffe im Gehirn, die Ihre Stimmung, Ihr Verhalten und Ihre kognitiven Funktionen steuern. Eine ausreichende Versorgung mit B-Vitaminen, Vitamin C, Zink, Magnesium sowie den Aminosäuren Tyrosin und Tryptophan ist daher essentiell. Integrieren Sie in Ihren Speiseplan Vollkornprodukte, Hülsenfrüchte, grünes Blattgemüse, Nüsse, Samen und – für Vitamin B12 – tierische Produkte oder angereicherte Alternativen. Beachten Sie dabei, dass die Aufnahme von Nährstoffen komplex ist und die Konkurrenz um den Transport zur Blut-Hirn-Schranke eine Rolle spielt. Eine ausgewogene Nährstoffkombination ist daher wichtiger als die isolierte Zufuhr einzelner Substanzen.

Neben der Neurotransmittersynthese beeinflusst Ihre Ernährung auch den Stoffwechsel Ihres Gehirns. Eisen und Jod sind beispielsweise für die Sauerstoffversorgung und die Hormonproduktion unerlässlich. Achten Sie auf eisenreiche Lebensmittel wie Fleisch, Hülsenfrüchte und dunkelgrünes Gemüse sowie auf jodiertes Speisesalz oder jodreiche Algen. Ungesättigte Fettsäuren, insbesondere Omega-3-Fettsäuren, schützen vor Entzündungen und fördern die kognitive Funktion. Integrieren Sie daher regelmäßig fettreichen Fisch, Nüsse und hochwertige Pflanzenöle in Ihre Ernährung. Auch die Art der Energiegewinnung im Gehirn lässt sich durch Ihre Ernährung beeinflussen. Während Glukose die primäre Energiequelle ist, kann das Gehirn bei Glukosemangel auf Ketonkörper zurückgreifen, die aus Fettsäuren gebildet werden.

Hormone spielen eine wichtige Rolle für Ihre Psyche und Ihr Verhalten. Die Ernährung beeinflusst die Hormonproduktion und -wirkung. Jod ist, wie erwähnt, essentiell für die Schilddrüsenhormone, die die Gehirnentwicklung steuern. Die Regulierung des Blutzuckerspiegels ist ebenfalls hormonell gesteuert. Insulin spielt dabei eine Schlüsselrolle und wird auch durch Fasten beeinflusst. Achten Sie auf eine ausgewogene Ernährung, um Ihren Blutzuckerspiegel stabil zu halten und Ihre hormonelle Balance zu unterstützen. Dies wirkt sich positiv auf Ihre kognitive Leistungsfähigkeit und Ihre Stimmung aus.

Die Nährstoffaufnahme und Verwertung sind komplexe Prozesse, die im Verdauungstrakt beginnen. Eine gesunde Darmflora ist dabei entscheidend, da sie die Produktion von Neurotransmittern beeinflusst und mit dem Gehirn über die Darm-Hirn-Achse kommuniziert. Fördern Sie Ihre Darmgesundheit durch ballaststoffreiche Lebensmittel wie Obst, Gemüse und Vollkornprodukte. Trinken Sie ausreichend Wasser, um die Nährstoffaufnahme und den Transport zu optimieren. Bei Bedarf können Sie nach Rücksprache mit Ihrem Arzt oder Ernährungsberater gezielt Nahrungsergänzungsmittel einsetzen, um etwaige Mängel auszugleichen. Denken Sie daran, dass die Umsetzung einer gesunden Ernährung ein individueller Prozess ist. Seien Sie geduldig mit sich selbst, experimentieren Sie mit verschiedenen Lebensmitteln und finden Sie heraus, was Ihnen guttut. Eine bewusste Ernährung ist eine Investition in Ihre langfristige Gesundheit und Ihr Wohlbefinden – sowohl körperlich als auch geistig.

2. Seelisches Wohlbefinden durch Ernährung

Haben Sie sich schon einmal gefragt, warum bestimmte Mahlzeiten uns glücklich machen, während andere uns müde und antriebslos zurücklassen? Die Verbindung zwischen Ernährung und Psyche ist weitaus komplexer als lange angenommen - unser Gehirn reagiert unmittelbar auf die Nährstoffe, die wir ihm zuführen. Was wir essen, beeinflusst nicht nur unsere körperliche Gesundheit, sondern steuert auch maßgeblich unsere Gefühlswelt und mentale Belastbarkeit. Die moderne Wissenschaft entschlüsselt zunehmend die biochemischen Prozesse, die unsere Nahrung in Wohlbefinden verwandeln - und eröffnet damit neue Wege zur aktiven Stimmungsregulation durch bewusste Ernährung.

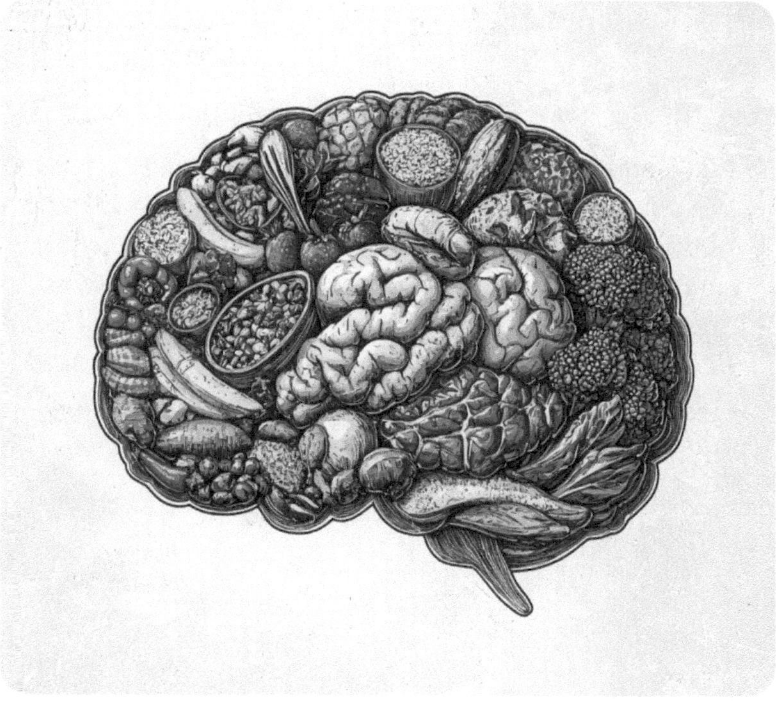

2. 1 Stimmungsregulierende Lebensmittel

Unsere Stimmung und unser psychisches Wohlbefinden werden maßgeblich von der Ernährung beeinflusst. Die Verfügbarkeit bestimmter Nährstoffe wirkt sich direkt auf die Produktion und Funktion von Neurotransmittern im Gehirn aus, die wiederum Stimmung, Schlaf und Appetit regulieren. Ein Ungleichgewicht kann zu emotionaler Instabilität und erhöhter Stressanfälligkeit führen. Erfahren Sie in diesem Kapitel, wie Sie durch gezielte Lebensmittelauswahl Ihr psychisches Wohlbefinden positiv beeinflussen können.

Für eine stabile Stimmung und psychisches Wohlbefinden ist nicht nur die ausreichende Zufuhr bestimmter Nährstoffe wie L-Tryptophan wichtig, sondern vor allem ein ausgewogener Speiseplan mit einer Vielfalt an Vitaminen, Mineralstoffen, Ballaststoffen, ungesättigten Fettsäuren und Polyphenolen, der den Blutzuckerspiegel reguliert und ein gesundes Darmmikrobiom fördert.

Serotoninfördernde Nahrung

Serotonin, ein Neurotransmitter, beeinflusst Stimmung, Appetit und Schlaf. Da Serotonin die Blut-Hirn-Schranke nicht überwinden kann, ist die körpereigene Produktion im Gehirn entscheidend [s31]. Diese ist abhängig von der Verfügbarkeit der Aminosäure L-Tryptophan, aus der Serotonin synthetisiert wird [s31]. Eine ausreichende Zufuhr von L-Tryptophan über die Nahrung ist daher wichtig. Lebensmittel wie Truthahn, Walnüsse oder auch Kiwis und Orangen enthalten L-Tryptophan und können so die Serotoninproduktion unterstützen [s31]. Neben der direkten Zufuhr von L-Tryptophan gibt es weitere Ernährungsfaktoren, die den Serotoninspiegel beeinflussen können. So enthalten bestimmte grüne Früchte und diverse Gemüse- und Obstsorten Serotonin, wobei die Bedeutung der direkten Aufnahme über die Nahrung und deren Auswirkungen auf die Gesundheit noch weiter erforscht werden müssen [s32]. Ein weiterer Aspekt ist das Verhältnis von Tryptophan zu anderen Aminosäuren in der Nahrung. Eine Ernährung mit einem höheren Tryptophananteil im Verhältnis zu anderen Aminosäuren könnte die Serotoninproduktion im Gehirn erhöhen [s33]. Historisch angewandte Verfahren, wie die alkalische Verarbeitung von Mais, erhöhten die Bioverfügbarkeit von Tryptophan, was möglicherweise zu einer Verbesserung der psychischen Gesundheit beitrug [s33]. Studien deuten darauf hin, dass eine erhöhte Tryptophanaufnahme mit einer Verringerung von Depressionen und Aggressionen in Verbindung gebracht werden kann [s33]. Die Einnahme von α-Lactalbumin, einem tryptophanreichen Protein, kann ebenfalls die Stimmung und Kognition positiv beeinflussen, was auf einen erhöhten Serotoninspiegel hindeutet [s33]. Neben proteinreichen Lebensmitteln spielen auch Ballaststoffe, Polyphenole und ungesättigte Fettsäuren eine Rolle. Diese Nährstoffe fördern ein gesundes Darmmikrobiom [s34], das wiederum die Serotoninproduktion beeinflussen kann [s34]. Im Gegensatz dazu können ein hoher

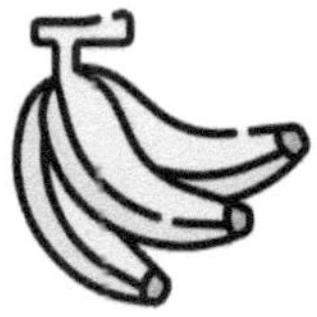

glykämischer Index und eine hohe glykämische Last depressive Symptome verstärken [s34]. Eine Ernährung reich an Ballaststoffen, wie sie in Obst, Gemüse und Vollkornprodukten vorkommt, kann dazu beitragen, den Blutzuckerspiegel stabil zu halten und so Stimmungsschwankungen vorzubeugen. Ein ausgewogener Speiseplan mit Vollkornprodukten, magerem Fleisch, Fisch, Obst, Gemüse und Nüssen, kombiniert mit regelmäßigen Mahlzeiten, kann so die Grundlage für eine stabile Stimmung und psychisches Wohlbefinden bilden.

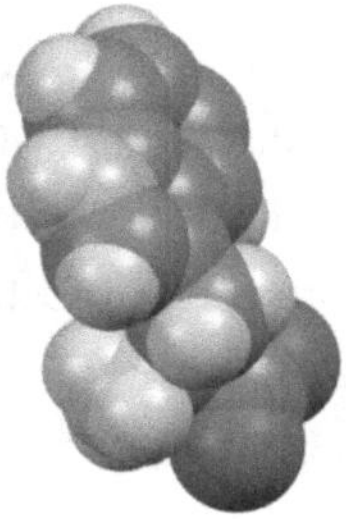

Tryptophan [i11]

Gut zu wissen

Blut-Hirn-Schranke
Eine Schutzbarriere zwischen dem Blutkreislauf und dem Gehirn, die den Durchtritt bestimmter Substanzen, einschließlich einiger Nährstoffe und Medikamente, ins Gehirn reguliert.

Glykämische Last
Berücksichtigt sowohl den glykämischen Index als auch die Menge der Kohlenhydrate in einer Portion eines Lebensmittels.

Glykämischer Index
Ein Wert, der angibt, wie schnell ein kohlenhydrathaltiges Lebensmittel den Blutzuckerspiegel ansteigen lässt.

Neurotransmitter
Chemische Botenstoffe im Gehirn, die Signale zwischen Nervenzellen übertragen und verschiedene Funktionen wie Stimmung, Schlaf und Appetit regulieren.

Serotonin-reiche Lebensmittel

Relative Serotonin-Vorläufer

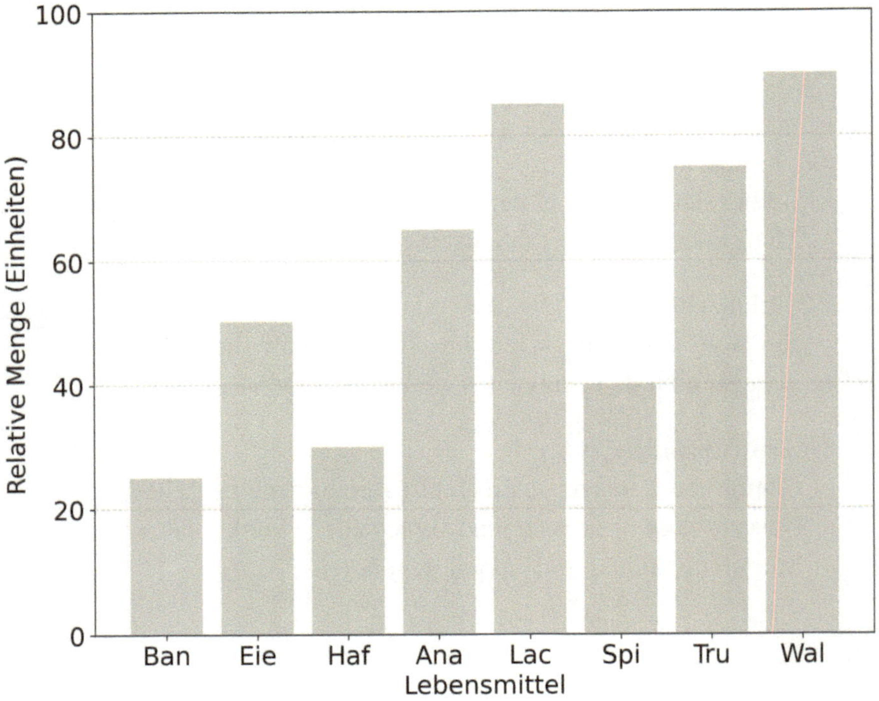

Ana: Ananas

Eie: Eier

Lac: Lachs

Tru: Truthahn

Ban: Bananen

Haf: Haferflocken

Spi: Spinat

Wal: Walnüsse

Obwohl diese Lebensmittel Vorläufer von Serotonin enthalten, sind ihre direkten Auswirkungen auf die Stimmung komplex und werden von zahlreichen Faktoren beeinflusst. Der Verzehr einer ausgewogenen Ernährung, die reich an diesen Nährstoffen ist, kann zum allgemeinen Wohlbefinden beitragen, ist aber keine garantierte Lösung für Stimmungsstörungen. Es ist wichtig, sich von einem Arzt persönlich beraten zu lassen.

Stressreduzierende Komponenten

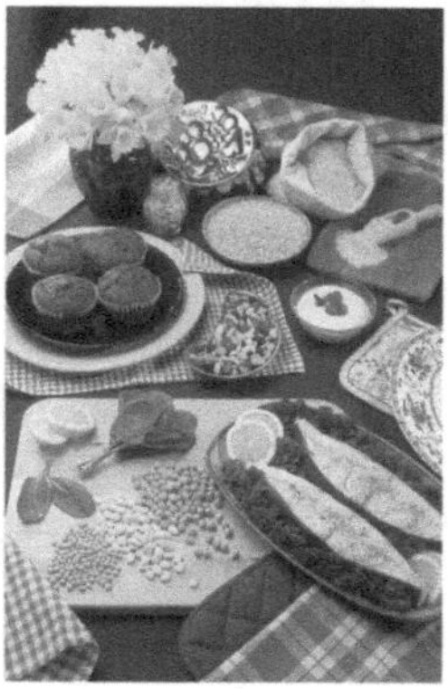

Magnesium [i12]

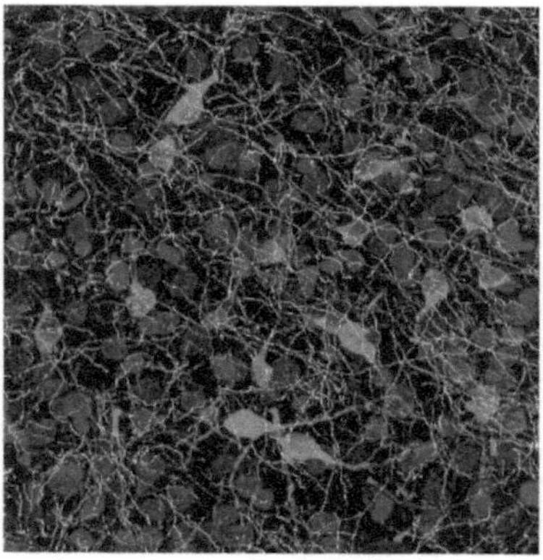

Serotonin [i13]

Stress reduzierende Nahrungsbestandteile spielen eine wichtige Rolle für unser psychisches Wohlbefinden. Neben der bereits erwähnten Bedeutung von L-Tryptophan für die Serotoninproduktion gibt es weitere Komponenten, die uns helfen können, Stresssituationen besser zu bewältigen. Mikronährstoffe wie B-Vitamine, Zink und Magnesium tragen zur normalen Funktion des Nervensystems bei und können so psychisch stabilisierend wirken [s35]. omegafettsaeuren, reichlich enthalten in fettem Fisch wie Lachs oder Makrele, werden ebenfalls positive Effekte auf die Stressregulation zugeschrieben [s35]. Zusätzlich können S-Adenosylmethionin (SAMe) und N-Acetylcystein (NAC) – beides Aminosäurederivate – unterstützend bei der Behandlung psychischer Belastungen eingesetzt werden [s35]. Auch die Darmgesundheit beeinflusst unsere psychische Verfassung. Probiotika, die in fermentierten Lebensmitteln wie Joghurt oder Sauerkraut vorkommen, können die Stressreaktion durch Modulation des Cortisolspiegels positiv beeinflussen [s35]. Eine abwechslungsreiche Ernährung, z.B. im Sinne der mediterranen Küche mit viel Obst, Gemüse, Olivenöl und Fisch, liefert viele dieser wichtigen Nährstoffe und kann so zu einer verbesserten Stressresistenz beitragen [s35].

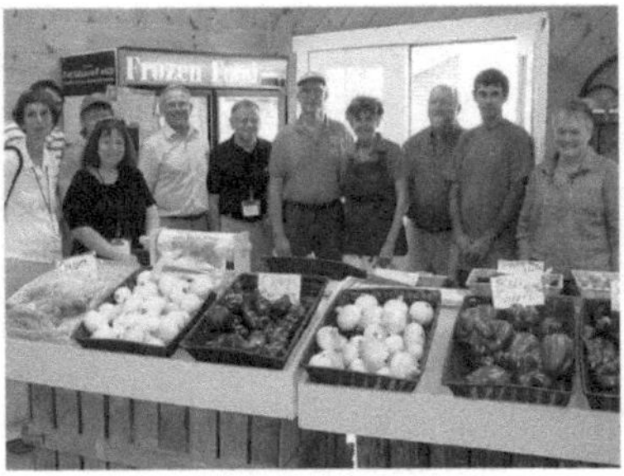

Mediterrane Küche [i14]

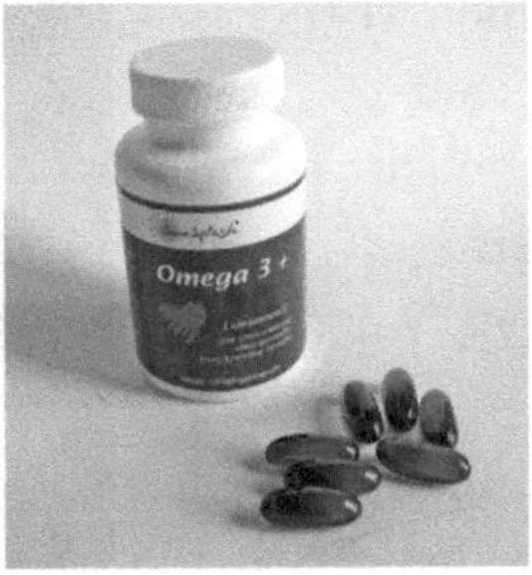

Omega-3-Fettsäuren [i15]

Gut zu wissen

L-Tryptophan

Eine essentielle Aminosäure, die als Vorstufe für die Bildung des Neurotransmitters Serotonin dient und somit Einfluss auf Stimmung, Schlaf und Appetit hat.

Mediterrane Küche

Ernährungsmuster, das reich an Obst, Gemüse, Olivenöl, Fisch und Vollkornprodukten ist und mit positiven Auswirkungen auf die körperliche und psychische Gesundheit in Verbindung gebracht wird.

Mikronährstoffe

Vitamine und Mineralstoffe, die der Körper in geringen Mengen benötigt, aber dennoch essentiell für viele Stoffwechselprozesse sind, einschließlich der Funktion des Nervensystems.

N-Acetylcystein (NAC)

Eine Aminosäureverbindung, die antioxidative Eigenschaften besitzt und die Produktion von Glutathion, einem wichtigen Antioxidans, fördert. Es kann hilfreich bei der Regulierung von Stimmungsschwankungen sein.

S-Adenosylmethionin (SAMe)

Ein natürlich vorkommendes Molekül, das an verschiedenen Stoffwechselprozessen im Körper beteiligt ist, einschließlich der Synthese von Neurotransmittern. Es wird zur Behandlung von Depressionen und anderen psychischen Erkrankungen eingesetzt.

Stimmungsaufhellende Lebensmittelbestandteile

Wirksamkeit verschiedener stressreduzierender und stimmungsregulierender Lebensmittelbestandteile.

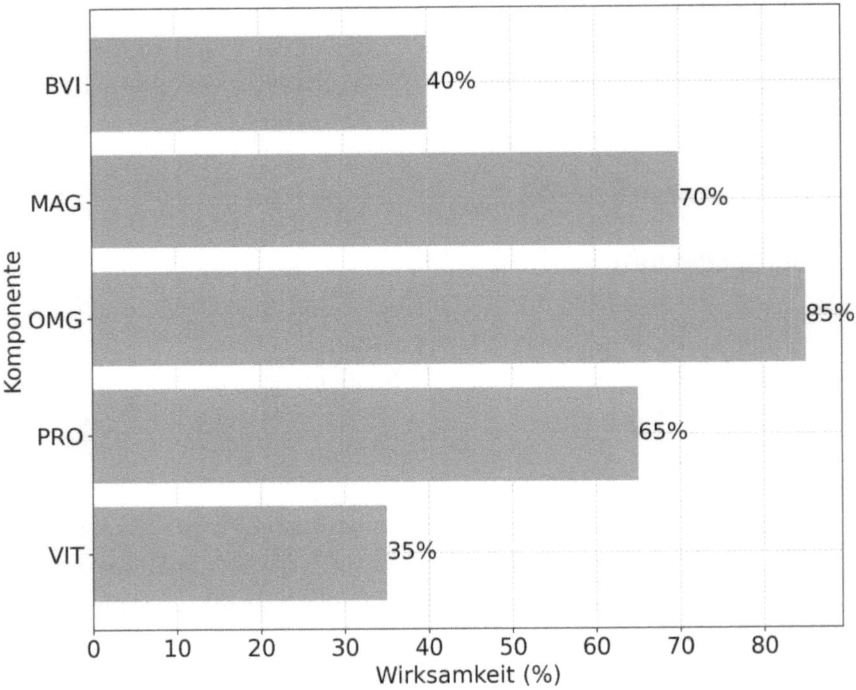

BVI: B-Vitamine

MAG: Magnesium

OMG: Omega-3-Fettsäuren

PRO: Probiotika

VIT: Vitamin D

Das Diagramm zeigt die relative Wirksamkeit verschiedener Lebensmittelbestandteile bei der Stressreduktion und Stimmungsregulierung. Omega-3-Fettsäuren scheinen die größte Wirkung zu haben, gefolgt von Probiotika und Magnesium. Vitamin D und B-Vitamine tragen zwar dazu bei, ihre Wirkung ist jedoch vergleichsweise geringer.

Ausgleichende Mineralstoffe

Mineralstoffe spielen eine entscheidende Rolle für die psychische Gesundheit und ihr Gleichgewicht ist für ein stabiles emotionales Befinden unerlässlich. Verschiedene Mineralstoffe beeinflussen die Funktion des Nervensystems und die Produktion von Neurotransmittern, die unsere Stimmung regulieren. So kann ein Magnesiumdefizit die glutamaterge Signalübertragung im Gehirn verändern, was mit der Entstehung von Depressionen in Verbindung gebracht wird [s36]. Eine ausreichende Magnesiumzufuhr kann daher dazu beitragen, die neuronale Aktivität zu stabilisieren. Zink wirkt unterstützend bei der Behandlung von Depressionen und kann die Wirksamkeit von Antidepressiva verstärken [s36]. Es beeinflusst die Hormonregulation, das Immunsystem und die Bildung neuer Nervenzellen. Selen, wichtig für die antioxidative Abwehr im Gehirn, wird ebenfalls mit Depressionen in Zusammenhang gebracht [s36]. Kupfer hingegen zeigt bei erhöhten Serumwerten eine Assoziation mit depressiven Symptomen [s36]. Eisen ist essenziell für die Synthese von Neurotransmittern und die neuronale Plastizität; ein Mangel kann zu Anämie und damit verbundenen Stimmungsschwankungen führen [s36]. Kalzium beeinflusst die Regulation des HPA-Systems, welches an der Stressreaktion beteiligt ist und somit die Emotionsregulation und neuronale Plastizität beeinflussen kann [s36]. Neben diesen Mineralstoffen sind auch B-Vitamine, insbesondere Folsäure, für die Funktion des Nervensystems zentral und ein Mangel kann mit Depressionen einhergehen [s37]. Vitamin D wirkt neuroprotektiv und seine Supplementierung kann depressive Symptome, besonders bei Jugendlichen, lindern [s37]. omegafettsaeuren, bekannt für ihre positiven Effekte auf die Gehirnfunktion, können auch bei der Behandlung psychischer Störungen hilfreich sein [s37]. Eine ausgewogene Ernährung, reich an diesen Mineralstoffen, Vitaminen, Fettsäuren und Antioxidantien, trägt zur psychischen Gesundheit bei

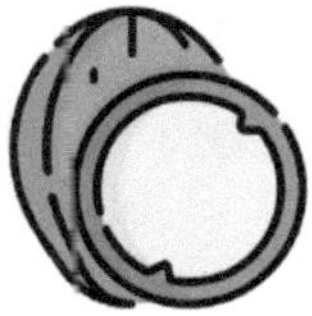

und kann das Risiko für psychische Erkrankungen reduzieren [s37]. Ein Müsli mit Nüssen, Samen und Vollkornprodukten, angereichert mit etwas Joghurt oder Milch, liefert beispielsweise eine Kombination aus Magnesium, Zink, Selen, B-Vitaminen und Kalzium und kann so einen guten Start in den Tag darstellen und das psychische Wohlbefinden fördern.

Gut zu wissen

Glutamaterge Signalübertragung

Die glutamaterge Signalübertragung ist ein wichtiger Prozess im Gehirn, der durch den Neurotransmitter Glutamat vermittelt wird und eine entscheidende Rolle bei Lernprozessen, Gedächtnis und der Regulierung von Emotionen spielt. Eine Dysfunktion dieses Systems wird mit verschiedenen psychischen Erkrankungen in Verbindung gebracht.

Neuronale Plastizität

Neuronale Plastizität beschreibt die Fähigkeit des Gehirns, sich im Laufe des Lebens zu verändern und anzupassen. Diese Anpassungsfähigkeit ist wichtig für Lernprozesse, die Bildung neuer Erinnerungen und die Erholung von Hirnschäden. Eine gesunde Ernährung kann die neuronale Plastizität fördern.

Stimmungsregulierende Mineralien

Schlüsselmineralienverteilung für das Stimmungsgleichgewicht.

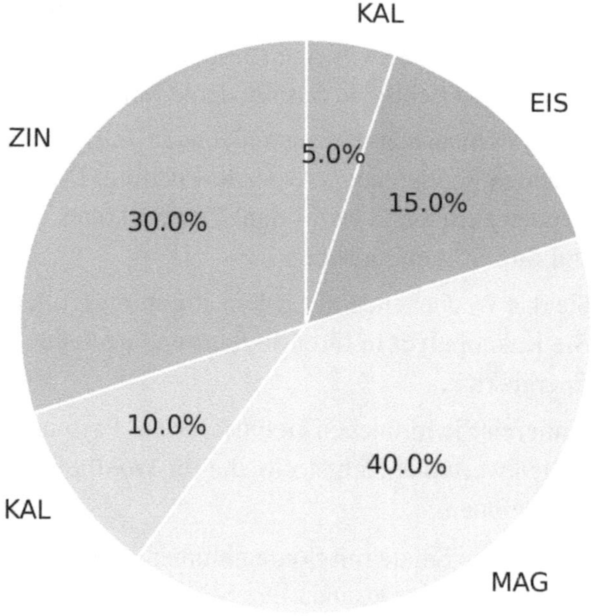

EIS: Eisen

MAG: Magnesium

KAL: Kalium

ZIN: Zink

Magnesium stellt den größten Anteil dar und unterstreicht seine Bedeutung für die Stressreaktion und die Nervenfunktion. Eine ausreichende Zinkzufuhr ist entscheidend für die Produktion von Neurotransmittern und die Stimmungsregulation, was sich in ihrem signifikanten Anteil widerspiegelt. Die Beiträge von Eisen, Kalium und Kalzium sind zwar geringer, aber dennoch wichtig für den Sauerstofftransport, die Nervenimpulse und die allgemeine Gehirngesundheit. Dies unterstreicht die Notwendigkeit einer ausgewogenen Mineralstoffzufuhr für ein optimales psychisches Wohlbefinden.

Konkrete Ratschläge

- Kreieren Sie Ihr persönliches Stimmungs-Müsli: Kombinieren Sie Haferflocken mit Banane, Nüssen und etwas Zimt für einen sanften Start in den Tag.
- Trinken Sie zwischendurch einen beruhigenden Melissentee, um Ihr Nervensystem zu entspannen und Ihre Stimmung aufzuhellen.
- Geben Sie Ihrem Abendessen eine stimmungsaufhellende Note: Würzen Sie Ihre Gerichte mit Safran, dem Gewürz der Lebensfreude.
- Belohnen Sie sich nach einem anstrengenden Tag mit einem selbstgemachten Schokoladen-Avocado-Pudding: Die Kombination aus sättigenden Fetten und etwas dunkler Schokolade kann tröstlich wirken und Ihre Stimmung heben.
- Starten Sie das Wochenende mit einem stimmungsvollen Frühstück: Rühren Sie Kakaopulver in Ihren Joghurt und genießen Sie den sanften Energiekick.
- Experimentieren Sie mit neuen Gemüsesorten: Pastinaken und Rote Bete enthalten wertvolle Nährstoffe, die Ihr Wohlbefinden unterstützen können.
- Verfeinern Sie Ihre Salate mit Sonnenblumenkernen: Die enthaltenen Fettsäuren und Vitamine können Ihre Stimmung positiv beeinflussen.
- Gönnen Sie sich hin und wieder ein Stück Vollmilchschokolade: Der Genuss kann die Ausschüttung von Glückshormonen fördern und Ihre Stimmung aufhellen.
- Trinken Sie ein Glas warme Milch mit Honig vor dem Schlafengehen: Die beruhigende Wirkung kann Ihnen helfen, besser zu schlafen und am nächsten Tag ausgeglichener zu sein.

2. 2 Belastungsstörungen vorbeugen

Psychische Belastungen beeinträchtigen die Lebensqualität und können schwerwiegende Folgen haben. Die Ernährung spielt eine entscheidende Rolle für die psychische Gesundheit und kann das Risiko für Belastungsstörungen beeinflussen. Durch eine gezielte Auswahl an Nährstoffen lassen sich neuronale Prozesse positiv beeinflussen und die Widerstandsfähigkeit gegenüber Stress stärken. Ungünstige Ernährungsgewohnheiten hingegen können Blutzuckerschwankungen, Entzündungsprozesse und ein Ungleichgewicht im Darmmikrobiom fördern, was sich negativ auf die Psyche auswirken kann. Erfahren Sie in diesem Kapitel, wie Sie durch eine optimale Ernährung Ihre psychische Widerstandskraft stärken und Belastungsstörungen vorbeugen können.

Ein stabiler Blutzuckerspiegel, erreicht durch den Vorzug komplexer Kohlenhydrate und die Vermeidung von stark verarbeiteten Lebensmitteln, trägt maßgeblich zur psychischen Stabilität und Belastbarkeit bei.

Stabilisierende Ernährung

Eine stabilisierende Ernährung kann das Risiko für Belastungsstörungen reduzieren, indem sie die psychische Gesundheit positiv beeinflusst. Gesunde Ernährungsweisen, die reich an Nährstoffen und arm an verarbeiteten Lebensmitteln sind, fördern die psychische Gesundheit und können Depressionen vorbeugen. [s38] Insbesondere raffinierte Kohlenhydrate, die in vielen verarbeiteten Lebensmitteln enthalten sind, führen zu starken Blutzuckerschwankungen, die wiederum das Depressionsrisiko erhöhen können. [s38] Ein stabiler Blutzuckerspiegel hingegen unterstützt die emotionale Balance. Um dies im Alltag umzusetzen, können komplexe Kohlenhydrate wie Vollkornprodukte, Obst und Gemüse den raffinierten Kohlenhydraten vorgezogen werden. Komplexe Kohlenhydrate werden langsamer verdaut und sorgen für einen gleichmäßigeren Blutzuckerspiegel. Darüber hinaus beeinflusst die Ernährung die entzuendungsprozesse im Körper. Während eine Ernährung mit vielen Kalorien und gesättigten Fettsäuren Entzündungen fördert, die mit psychischen Erkrankungen in Verbindung gebracht werden, können gesunde Ernährungsweisen Entzündungsmarker senken. [s38] Die Ernährung wirkt sich auch auf das Darmmikrobiom aus, welches durch die Produktion neuroaktiver Substanzen die Psyche beeinflussen kann. [s38] Eine Ernährung, die reich an Ballaststoffen und probiotischen Lebensmitteln ist – z.B. Joghurt oder fermentiertem Gemüse – fördert ein gesundes Darmmikrobiom. Verschiedene Nährstoffe sind besonders wichtig für die Gesundheit des Nervensystems. B-Vitamine, Zink, Magnesium und omegafettsaeuren können depressive Symptome lindern. [s39] Die mediterrane Ernährung, reich an Obst, Gemüse, Fisch und Olivenöl, hat sich als vorteilhaft für die Psyche erwiesen, indem sie die Stimmung verbessert und Angstzustände reduziert. [s39] Auch Probiotika und Präbiotika, die das Wachstum nützlicher Darmbakterien fördern, können Stresssymptome reduzieren und die

psychische Gesundheit positiv beeinflussen. [s39] Eine Kombination verschiedener gesunder Ernährungsweisen - indem man z.B. Aspekte der mediterranen Ernährung mit dem Fokus auf vollwertige Lebensmittel und einer ausreichenden Zufuhr der genannten Mikronährstoffe verbindet - kann das Risiko für neurodegenerative Erkrankungen und psychische Störungen senken. [s39] Studien zeigen zudem, dass eine hohe Ernährungsqualität mit einem geringeren Risiko für kognitive Beeinträchtigungen einhergeht. [s39]

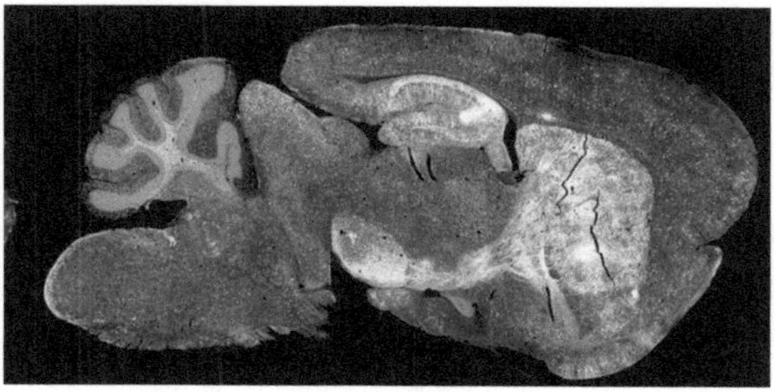

Neurodegenerative Erkrankungen [i16]

Gut zu wissen

Blutzuckerschwankungen

Schwankungen im Blutzuckerspiegel beeinflussen die Verfügbarkeit von Glukose, der Hauptenergiequelle des Gehirns. Unausgeglichene Blutzuckerwerte können zu Stimmungsschwankungen, Konzentrationsproblemen und erhöhter Stressanfälligkeit führen.

Kognitive Beeinträchtigungen

Kognitive Beeinträchtigungen beziehen sich auf Störungen der Denkprozesse, des Gedächtnisses, der Aufmerksamkeit und der Sprache. Eine gesunde Ernährung kann dazu beitragen, kognitive Beeinträchtigungen vorzubeugen und die geistige Leistungsfähigkeit zu erhalten.

Neurodegenerative Erkrankungen

Neurodegenerative Erkrankungen sind durch den fortschreitenden Verlust von Nervenzellen im Gehirn gekennzeichnet. Eine gesunde Ernährung kann dazu beitragen, das Risiko für neurodegenerative Erkrankungen zu senken und die kognitive Funktion zu erhalten.

Raffinierte Kohlenhydrate

Raffinierte Kohlenhydrate werden schnell verdaut und können zu starken Schwankungen des Blutzuckerspiegels führen, was sich negativ auf die Stimmung und das Stressniveau auswirken kann. Im Gegensatz dazu fördern komplexe Kohlenhydrate eine stabilere Energieversorgung des Gehirns und tragen zu einer ausgeglichenen Stimmung bei.

Stabilisierung der Ernährung für mentales Wohlbefinden

Makronährstoffverteilung für mentale Stabilität.

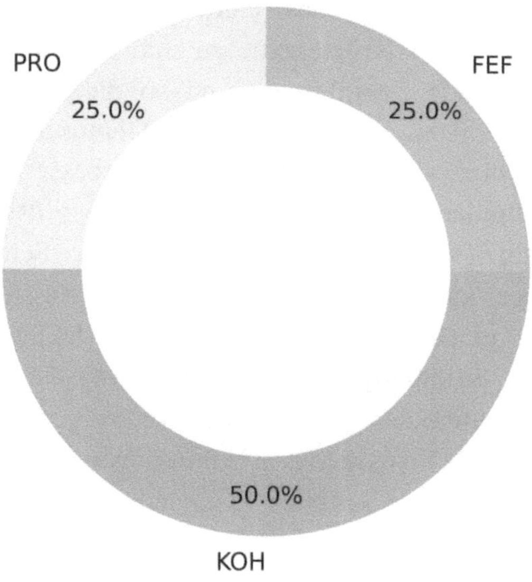

- FEF: Gesunde Fette (z. B. Avocados, Nüsse, Olivenöl)
- KOH: Komplexe Kohlenhydrate (z. B. Vollkornprodukte, Gemüse)
- PRO: Mageres Protein (z. B. Fisch, Geflügel, Hülsenfrüchte)

Dieses Diagramm visualisiert eine ausgewogene Makronährstoffverteilung, die eine stabile Stimmung und kognitive Funktion unterstützt. Die Betonung komplexer Kohlenhydrate liefert nachhaltige Energie, während ausreichendes Protein zur Produktion von Neurotransmittern und Sättigung beiträgt. Gesunde Fette sind entscheidend für die Gesundheit des Gehirns und den Hormonhaushalt. Dieses Gleichgewicht hilft, Energieabstürze und Stimmungsschwankungen zu vermeiden und fördert das allgemeine mentale Wohlbefinden.

Entspannungsfördernde Substanzen

Entspannungsfördernde Substanzen können einen wichtigen Beitrag zur psychischen Gesundheit leisten und Belastungsstörungen entgegenwirken. Neben den bereits erwähnten Ernährungsstrategien gibt es weitere Substanzen, die beruhigend wirken und das emotionale Gleichgewicht fördern. Pflanzliche Stoffe, etwa Kräuterextrakte und Flavonoide, können das darmmikrobiom positiv beeinflussen und so die Stimmung aufhellen. [s40] Flavonoide, die in vielen Obst- und Gemüsesorten vorkommen, können darüber hinaus kognitive Prozesse verbessern und depressive Verstimmungen lindern. [s40] Eine ausreichende Flüssigkeitszufuhr ist ebenfalls wichtig für die Stimmungsregulation. Schon ein leichter Flüssigkeitsmangel kann negative Emotionen wie Angst oder depressive Verstimmungen verstärken. [s40] Koffein, in Maßen genossen, kann kurzfristig die Stimmung heben und Ängste reduzieren, ein übermäßiger Konsum kann jedoch negative Folgen haben und sollte vermieden werden. [s40] Auch der Einfluss von scharfen Speisen auf die Psyche ist interessant: Scharfes Essen wird zwar mit Eigenschaften wie Durchsetzungsvermögen assoziiert, ein hoher Konsum könnte aber mit erhöhter Aggressivität einhergehen. [s40] In der Traditionellen Chinesischen Medizin (TCM) werden seit langem spezielle Kräutermischungen, sogenannte Dekokte, zur Behandlung von Demenzerkrankungen wie Alzheimer eingesetzt. [s41] Diese Mischungen zielen auf verschiedene Aspekte der Erkrankung ab, etwa Entzündungen, Neurotransmitterhaushalt und kognitive Funktionen. So kann etwa eine bestimmte TCM-Dekoktionsmischung die Gedächtnisleistung und Alltagsaktivitäten von

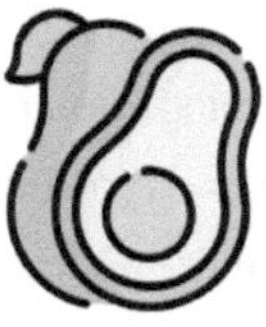

Alzheimer-Patienten verbessern. [s41] Eine andere Mischung wirkt entzündungshemmend und fördert Lernen und Gedächtnis. [s41] Weitere Dekokte können die kognitive Leistungsfähigkeit und Lebensqualität von Patienten mit vaskulärer Demenz steigern. [s41] Die TCM bietet somit vielversprechende Ansätze zur

Behandlung neurodegenerativer Erkrankungen. Um die eigene Entspannung zu fördern, kann man etwa mit Kräutertees experimentieren oder die Ernährung mit flavonoidreichen Lebensmitteln wie Beeren oder dunkler Schokolade ergänzen.

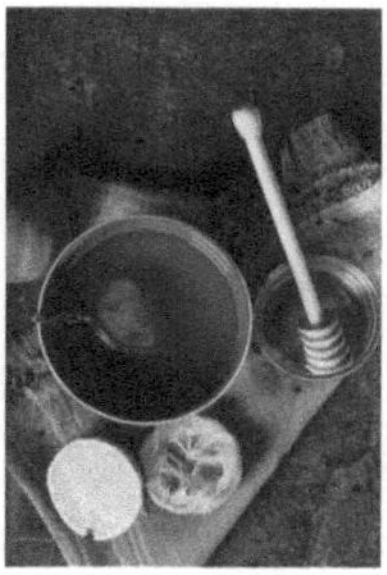

Kräutertee [i17]

Wirksamkeit von entspannungsfördernden Nährstoffen

Auswirkungen auf die Stressreduktion

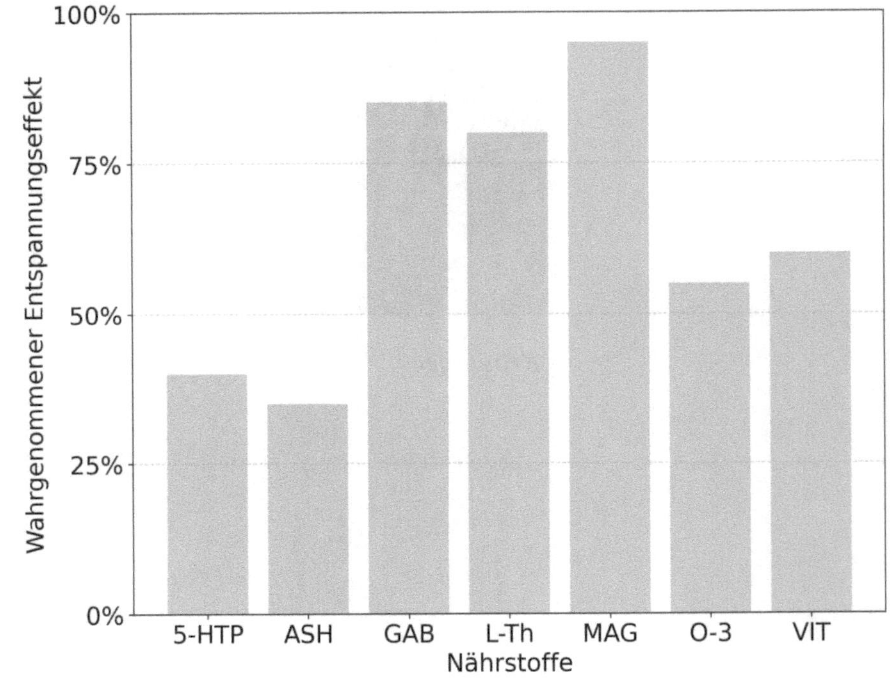

5-HTP: 5-HTP

ASH: Ashwagandha

GAB: GABA

L-Th: L-Theanin

MAG: Magnesium

O-3: Omega-3-Fettsäuren

VIT: Vitamin D

Diese Grafik veranschaulicht die relative Wirksamkeit verschiedener Nährstoffe zur Förderung der Entspannung und zur Reduzierung von Stress. Magnesium zeigt das höchste Potenzial, dicht gefolgt von GABA und L-Theanin. Während Vitamin D und Omega-3-Fettsäuren eine moderate Wirkung zeigen, scheinen 5-HTP und Ashwagandha eine vergleichsweise geringere Wirkung zu haben. Diese Ergebnisse legen nahe, Magnesium, GABA und L-Theanin für das Stressmanagement zu priorisieren und gleichzeitig andere Nährstoffe als Teil eines ganzheitlichen Ansatzes zu berücksichtigen.

Regenerative Nährstoffe

Regenerative Nährstoffe unterstützen die Reparatur und den Schutz von Nervenzellen und tragen so zur Widerstandsfähigkeit gegen Belastungen bei. Oxidativer Stress, eine Art Zellschädigung, kann die Gehirnfunktion beeinträchtigen und das Risiko für kognitive Beeinträchtigungen erhöhen. [s42] Antioxidantien wirken diesem Prozess entgegen, indem sie freie Radikale neutralisieren, die für den oxidativen Stress verantwortlich sind. Lebensmittel reich an Antioxidantien, etwa Beeren oder dunkle Schokolade, können daher die Nervenzellen vor Schäden bewahren und die kognitive Leistungsfähigkeit fördern. [s42] Darüber hinaus spielen bioaktive Substanzen in Lebensmitteln eine wichtige Rolle bei der Verbesserung kognitiver Funktionen und dem Schutz des Nervensystems. [s42] Sie können etwa die Kommunikation zwischen Nervenzellen verbessern oder die Bildung neuer Nervenzellen anregen. So können sie dazu beitragen, die Auswirkungen von Stress auf das Gehirn zu mindern und die Regeneration neuronaler Strukturen zu fördern. mikronaehrstoffe sind ebenfalls unerlässlich für die optimale Funktion des Nervensystems und spielen eine entscheidende Rolle im Schutz vor psychischen Belastungen. [s43] Mängel an bestimmten Vitaminen und Mineralstoffen können die Entstehung depressiver Symptome begünstigen. [s43] Ein Mangel an Vitamin D etwa, welches durch Sonneneinstrahlung und bestimmte Nahrungsmittel aufgenommen wird, steht mit einem erhöhten Depressionsrisiko in Verbindung. [s43] Auch Mineralstoffe wie Magnesium, Zink, Selen, Eisen und Kupfer sind wichtig für die psychische Gesundheit und ein Mangel kann das Risiko für Depressionen steigern. [s43] Eine ausgewogene Ernährung mit ausreichend Vitaminen und Mineralstoffen ist also essenziell, um die Nervenzellen zu schützen und die Widerstandsfähigkeit gegen Stress zu stärken. Wer etwa bemerkt, dass er selten fette Fischsorten, Nüsse oder Samen, gute Quellen für omegafettsaeuren und diverse Mineralien, zu

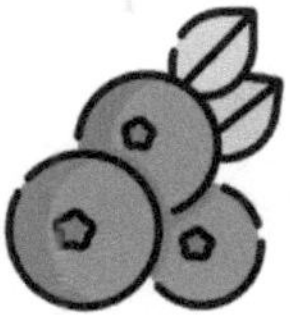

sich nimmt, kann seinen Speiseplan gezielt um diese Lebensmittel erweitern.

Gut zu wissen

Bioaktive Substanzen
Natürliche Verbindungen, die in Lebensmitteln vorkommen und positive Auswirkungen auf die Gesundheit haben können. Im Kontext der psychischen Gesundheit können bioaktive Substanzen die Nervenzellfunktion unterstützen und die Regeneration fördern, was zur Stressresistenz beiträgt.

Oxidativer Stress
Ein Ungleichgewicht zwischen der Produktion freier Radikale und der Fähigkeit des Körper, diese zu neutralisieren. Oxidativer Stress kann zu Zellschäden führen und wird mit einem erhöhten Risiko für verschiedene Erkrankungen, einschließlich psychischer Belastungsstörungen, in Verbindung gebracht. Eine Ernährung reich an Antioxidantien kann helfen, oxidativen Stress zu reduzieren.

Regenerative Nährstoffe und mentales Wohlbefinden

Auswirkungen der Nährstoffaufnahme auf das mentale Wohlbefinden, kategorisiert nach Regenerationszeit und benötigter Menge.

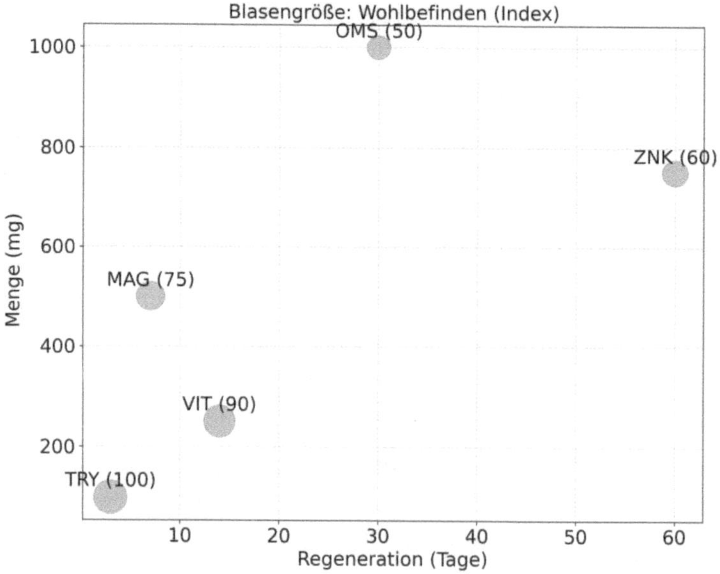

Blasengröße: Wohlbefinden (Index)

MAG: Magnesium

OMS: Omega-3-Fettsäuren

TRY: Tryptophan

VIT: B-Vitamine

ZNK: Zink

Das Diagramm zeigt eine Korrelation zwischen Nährstoffaufnahme, Regenerationszeit und mentalem Wohlbefinden. Nährstoffe mit kürzeren Regenerationszeiten und geringeren Mengen scheinen stärker zum unmittelbaren Wohlbefinden beizutragen. Umgekehrt tragen Nährstoffe mit längeren Regenerationszeiten und höheren Mengen zwar möglicherweise wesentlich zur langfristigen Gesundheit bei, führen aber möglicherweise nicht zu unmittelbar spürbaren Vorteilen für das mentale Wohlbefinden. Dies legt eine Strategie nahe, bei der leicht verfügbare Nährstoffe für kurzfristige Stimmungsschübe priorisiert werden, während gleichzeitig eine ausgewogene Zufuhr essentieller Nährstoffe für die langfristige psychische Gesundheit gewährleistet ist.

Konkrete Ratschläge

- Verknüpfen Sie angenehme Aktivitäten mit dem Genuss bestimmter Lebensmittel, um positive Assoziationen zu fördern und so Ihr emotionales Wohlbefinden zu stärken.
- Integrieren Sie regelmäßig kleine Genussmomente mit nährstoffreichen Lebensmitteln in Ihren Alltag, um Ihre Stimmung positiv zu beeinflussen und Stress abzubauen.
- Lernen Sie, auf Ihre Körpersignale zu achten und erkennen Sie, welche Lebensmittel Ihnen Energie geben und welche Sie eher träge machen, um Ihre Ernährung gezielt auf Ihre Bedürfnisse abzustimmen.
- Experimentieren Sie mit verschiedenen Zubereitungsarten, um die Nährstoffaufnahme zu optimieren und die Freude am Essen zu steigern. Dämpfen Sie Gemüse beispielsweise schonend, um Vitamine zu erhalten.
- Bauen Sie Lebensmittel ein, die reich an Tryptophan sind, wie z.B. Cashewkerne, um die körpereigene Produktion von Serotonin, einem wichtigen Stimmungsbotenstoff, zu unterstützen.
- Schaffen Sie sich eine entspannte Atmosphäre beim Essen, indem Sie beispielsweise beruhigende Musik hören oder Kerzen anzünden, um die positive Wirkung der Mahlzeit auf Ihr Wohlbefinden zu verstärken.
- Tauschen Sie sich mit anderen über Ihre Erfahrungen mit Ernährung und seelischem Wohlbefinden aus, um neue Ideen und Inspirationen zu sammeln.
- Reflektieren Sie regelmäßig Ihre Essgewohnheiten und deren Einfluss auf Ihre Stimmung, um Ihre Ernährung kontinuierlich zu optimieren und Belastungsstörungen vorzubeugen.

2. 3 Psychische Balance

Psychische Balance ist eng mit unserer Ernährung verknüpft. Unregelmäßige Essenszeiten, unausgewogene Mahlzeiten und Nährstoffdefizite können zu Stimmungsschwankungen, Konzentrationsproblemen und einem verminderten Wohlbefinden führen. Diese Zusammenhänge zwischen Ernährung und Psyche werden oft unterschätzt und bergen erhebliches Potenzial für positive Veränderungen. Die richtige Auswahl und der bewusste Umgang mit Lebensmitteln beeinflussen nicht nur unsere körperliche, sondern auch unsere mentale Gesundheit. Von der Darmgesundheit bis zur Nährstoffversorgung des Gehirns – die Ernährung spielt eine entscheidende Rolle für unsere psychische Widerstandsfähigkeit. Entdecken Sie im Folgenden, wie Sie durch eine gezielte Ernährungsstrategie Ihre psychische Balance stärken und Ihr seelisches Wohlbefinden nachhaltig verbessern können.

Psychische Balance entsteht durch die harmonische Wechselwirkung von konstantem Ernährungsrythmus, ausgewogener Mahlzeitengestaltung und einer gesunden Darmflora.

Ernährungsrhythmus

Ein geregelter Ernährungsrhythmus beeinflusst Verdauung, Stoffwechsel und sogar die Lebenserwartung, was wiederum die psychische Balance fördert [s44]. Die Verdauung arbeitet optimal, wenn die Nahrungsaufnahme an die individuellen Bedürfnisse angepasst ist. So kann ein geregelter Rhythmus dazu beitragen, Ungleichgewichte auszugleichen und Krankheiten vorzubeugen. Wer seine größte Mahlzeit mittags isst, unterstützt seine Verdauungskraft, da der Stoffwechsel zu dieser Zeit am aktivsten ist [s44]. Auch das Vermeiden von spätem Essen wirkt sich positiv auf das Gewicht und kann die Gesundheitsspanne verlängern. Regelmäßige Essenszeiten stabilisieren den Blutzuckerspiegel und verhindern Heißhungerattacken, die oft mit Stimmungsschwankungen einhergehen. Ein ausgeglichener Lebensstil, der den natürlichen Tag-Nacht-Rhythmus berücksichtigt, erhält die psychische und physische Gesundheit und kann den Alterungsprozess verlangsamen [s44]. Wer beispielsweise abends Probleme mit dem Einschlafen hat, sollte versuchen, die letzte Mahlzeit mindestens zwei bis drei Stunden vor dem Schlafengehen einzunehmen. Ein voller Magen erschwert nicht nur das Einschlafen, sondern kann auch die Schlafqualität beeinträchtigen und so zu Unausgeglichenheit und Gereiztheit führen. Ein konstanter Ernährungsrhythmus, der die individuellen Bedürfnisse und den natürlichen Tagesablauf

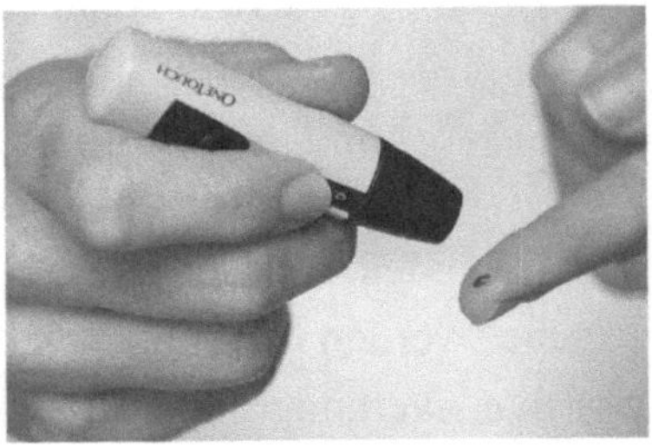

Blutzuckerspiegel [i18]

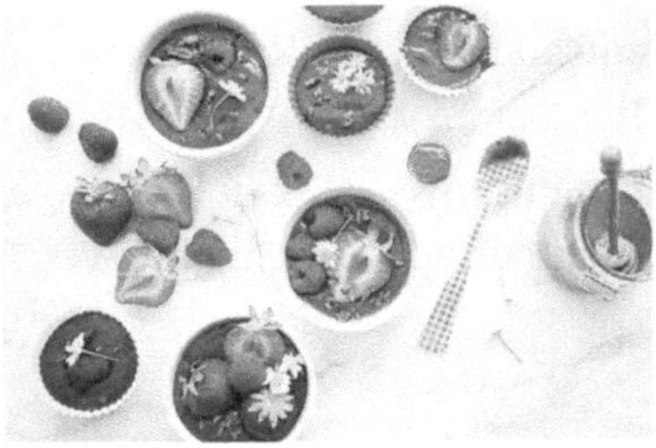

Heißhungerattacken [i19]

berücksichtigt, wirkt sich somit positiv auf die psychische und körperliche Gesundheit aus. Durch die Vermeidung von unregelmäßigen Essenszeiten und die Integration fester Mahlzeiten in den Alltag lässt sich die innere Balance stärken und das Wohlbefinden steigern. Ein stabiler Blutzuckerspiegel und eine optimale Nährstoffversorgung wirken sich zudem positiv auf die Konzentrationsfähigkeit und das allgemeine Energieniveau aus. So wird der Grundstein für eine positive Stimmung und mehr Leistungsfähigkeit im Alltag gelegt. Wer seinen Körper mit regelmäßigen Mahlzeiten versorgt, gibt ihm die Möglichkeit, seine Ressourcen optimal zu nutzen und so die psychische Balance zu unterstützen.

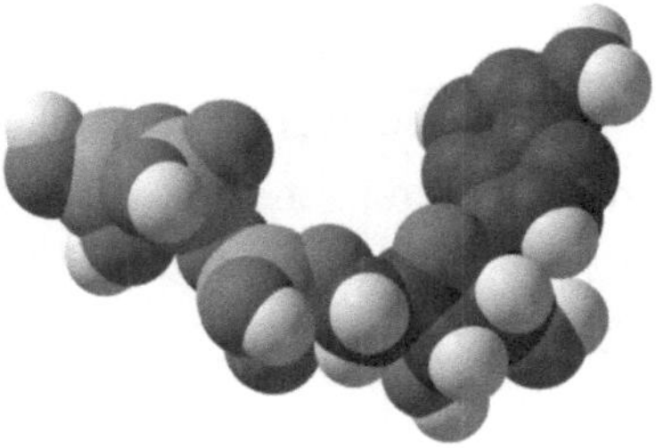

Stoffwechsel [i20]

Gut zu wissen

Blutzuckerspiegel

Ein stabiler Blutzuckerspiegel ist wichtig für eine konstante Energieversorgung des Gehirns und eine ausgeglichene Stimmung. Schwankungen im Blutzuckerspiegel können zu Gereiztheit, Konzentrationsschwierigkeiten und emotionaler Instabilität führen. Eine ausgewogene Ernährung mit komplexen Kohlenhydraten, Proteinen und gesunden Fetten trägt zur Stabilisierung des Blutzuckerspiegels bei.

Heißhungerattacken

Heißhungerattacken können durch Schwankungen im Blutzuckerspiegel und unausgeglichene Neurotransmitterspiegel ausgelöst werden, was zu Stimmungsschwankungen und einem Gefühl der Unkontrollierbarkeit führen kann. Eine ausgewogene Ernährung und regelmäßige Mahlzeiten helfen, Heißhungerattacken zu vermeiden und emotionale Stabilität zu fördern.

Tag-Nacht-Rhythmus

Der natürliche Tag-Nacht-Rhythmus steuert die Hormonproduktion, die Schlafqualität und den Stoffwechsel. Ein stabiler Tag-Nacht-Rhythmus ist entscheidend für emotionale Ausgeglichenheit, Stressresistenz und eine gesunde psychische Verfassung. Störungen im Tag-Nacht-Rhythmus können zu Stimmungsschwankungen, Schlafstörungen und einer erhöhten Anfälligkeit für psychische Belastungen führen.

Stimmungs- und Energielevel im Tagesverlauf

Zusammenhang zwischen regelmäßigen Mahlzeiten und Stimmungsstabilität.

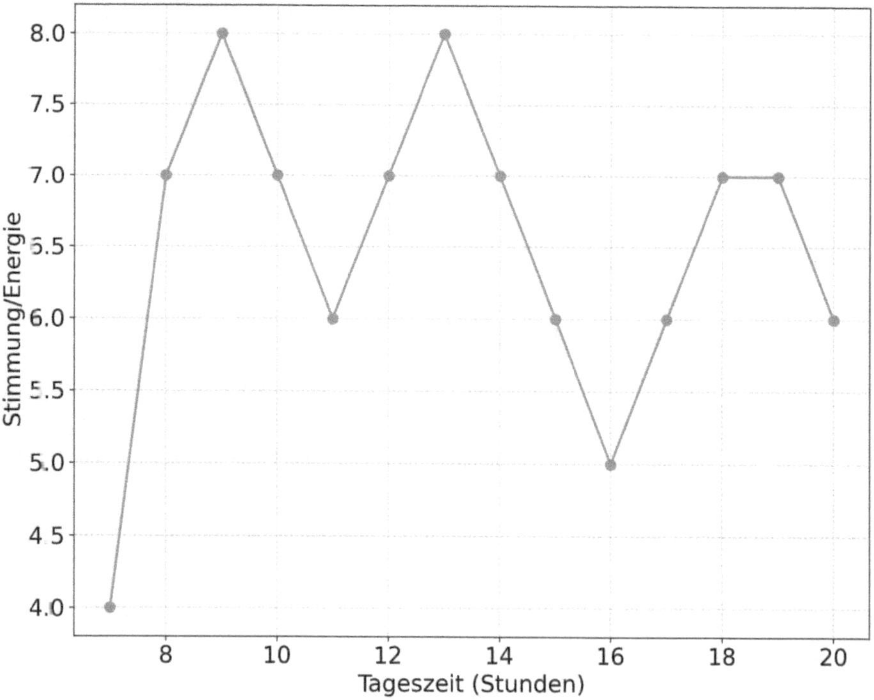

Das Diagramm zeigt einen positiven Zusammenhang zwischen konsistenten Essenszeiten und stabilen Stimmungs- und Energieleveln. Regelmäßige Mahlzeiten verhindern Energieabstürze und Stimmungsschwankungen und fördern das Wohlbefinden. Das Auslassen von Mahlzeiten oder unregelmäßige Essensmuster korrelieren mit niedrigerer Energie und erhöhten Stimmungsschwankungen.

Mahlzeitengestaltung

Die Gestaltung der Mahlzeiten trägt maßgeblich zum psychischen Wohlbefinden bei. Neben dem Rhythmus der Nahrungsaufnahme beeinflusst auch die Zusammensetzung des Essens die mentale Verfassung. Eine vollwertige Ernährung mit frischen, unverarbeiteten Lebensmitteln wirkt sich positiv auf die Stimmung und das allgemeine Wohlbefinden aus [s45]. Integrieren Sie regelmäßig Lebensmittel wie Fisch, Meeresfrüchte, Hülsenfrüchte, grünes Blattgemüse und Nüsse in Ihren Speiseplan, um die Nährstoffversorgung zu optimieren und Ihre psychische Balance zu stärken [s45]. Der Fokus sollte auf Nahrungsmitteln liegen, die reich an omegafettsaeuren sind, da diese essentiell für die Gehirngesundheit sind und die Stimmung verbessern können [s46] [s45]. Ein Müsli mit Nüssen und Beerenfrüchten etwa liefert wertvolle Nährstoffe und Energie für den Tag und unterstützt gleichzeitig das psychische Gleichgewicht. Vermeiden Sie stark verarbeitete Kohlenhydrate und Lebensmittel mit hoher glykämischer Last, da diese Blutzuckerschwankungen verursachen und so zu Stimmungsschwankungen und einer Verschlechterung der psychischen Gesundheit führen können [s47]. Achten Sie außerdem auf eine ausreichende Flüssigkeitszufuhr. Dehydration kann zu

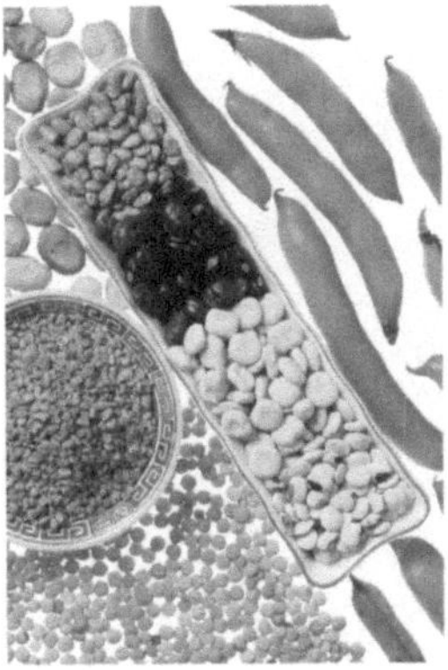

Hülsenfrüchte [i21]

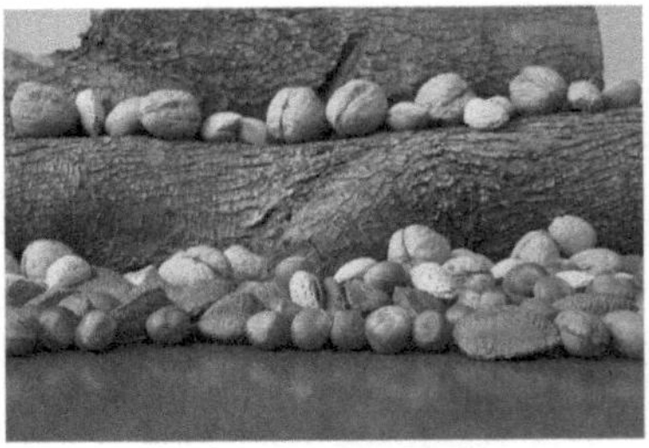

Nüsse [i22]

Konzentrationsschwierigkeiten, Müdigkeit und sogar zu depressiven Verstimmungen führen [s46]. Die Auswahl der Lebensmittel beeinflusst nicht nur die körperliche, sondern auch die psychische Gesundheit. Essen kann als Bewältigungsstrategie für emotionale Probleme dienen, wobei ungesunde Lebensmittel oft bevorzugt werden, trotz des Wissens um deren negative Folgen [s48]. Dieses Spannungsfeld zwischen Genuss und Gesundheitsbewusstsein kann eine zusätzliche psychische Belastung darstellen. Daher ist es ratsam, sich der eigenen Essgewohnheiten bewusst zu werden und gesunde Alternativen für den emotionalen Ausgleich zu finden, wie etwa Entspannungsübungen oder soziale Kontakte. Die Unterstützung durch Ernährungsberater oder psychologische Betreuung kann ebenfalls hilfreich sein, um ungesunde Verhaltensmuster zu durchbrechen und langfristig eine positive Beziehung zum Essen aufzubauen [s48]. Die Ernährung wirkt sich auf komplexe Weise auf die Psyche aus, von der Nährstoffversorgung des Gehirns bis hin zum emotionalen Umgang mit Lebensmitteln. Achtsame Mahlzeitengestaltung, die sowohl die Nährstoffzusammensetzung als auch die individuellen Bedürfnisse berücksichtigt, stärkt die psychische Widerstandsfähigkeit und fördert ein ausgeglichenes Lebensgefühl.

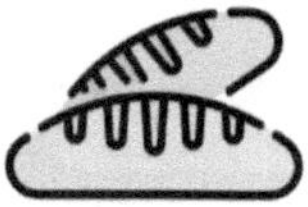

Gut zu wissen

Dehydration

Dehydration, ein Zustand von Flüssigkeitsmangel im Körper, kann die kognitiven Funktionen beeinträchtigen und zu Stimmungsschwankungen, Reizbarkeit und Konzentrationsproblemen führen. Ausreichende Flüssigkeitszufuhr ist daher wichtig für die psychische Stabilität.

Glykämische Last

Die glykämische Last gibt an, wie stark ein Lebensmittel den Blutzuckerspiegel beeinflusst. Lebensmittel mit hoher glykämischer Last führen zu schnellen Blutzuckerspitzen und anschließendem Abfall, was Stimmungsschwankungen, Energieverlust und Heißhunger begünstigen kann. Für eine stabile Stimmung ist es daher ratsam, Lebensmittel mit niedriger glykämischer Last zu wählen.

Optimale Mahlzeitenzusammensetzung für mentales Wohlbefinden

Makronährstoffverteilung für die psychische Gesundheit.

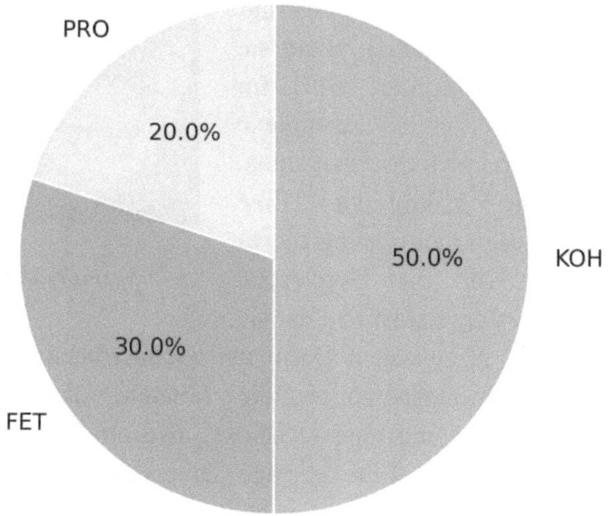

- FET: Gesunde Fette (30%)
- KOH: Komplexe Kohlenhydrate (50%)
- PRO: Mageres Protein (20%)

Dieses Diagramm unterstreicht die Bedeutung einer ausgewogenen Makronährstoffaufnahme für das mentale Wohlbefinden. Komplexe Kohlenhydrate liefern dem Gehirn nachhaltige Energie, während gesunde Fette für die Struktur und Funktion des Gehirns unerlässlich sind. Ausreichend Protein unterstützt die Produktion von Neurotransmittern und die allgemeine kognitive Funktion. Ein ausgewogener Umgang mit diesen Makronährstoffen kann zu verbesserter Stimmung, Konzentration und emotionaler Regulation beitragen.

Ausgewogene Zusammensetzung

Ausgewogene Zusammensetzung der Nahrung:

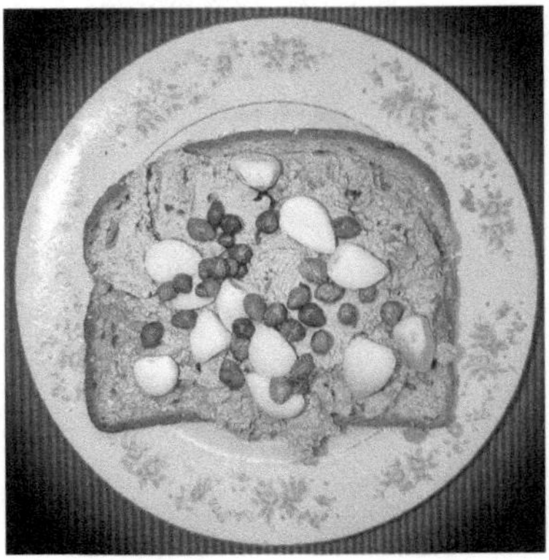

Vollkornprodukte [i23]

Nicht nur der Rhythmus, auch die Zusammensetzung der Ernährung beeinflusst das psychische Wohlbefinden. Eine ausgewogene Nährstoffzufuhr wirkt sich positiv auf die mentale Verfassung aus, indem sie die Darmgesundheit fördert [s49]. Im Darm existiert eine komplexe Gemeinschaft von Mikroorganismen, die sogenannte Mikrobiota. Eine ausgewogene Zusammensetzung dieser Mikrobiota ist für die psychische Balance von großer Relevanz, da sie die Kommunikation zwischen Darm und Gehirn beeinflusst. Stress und ungünstige Ernährungsgewohnheiten können dieses empfindliche Gleichgewicht stören und eine Dysbiose, also ein Ungleichgewicht der Darmflora, verursachen. Eine geringe Diversität der Mikrobiota wird mit unreguliertem Essverhalten, erhöhtem Stress und einem höheren Risiko für Depressionen in Verbindung gebracht [s49]. Umgekehrt kann eine abwechslungsreiche Ernährung mit ballaststoffreichen Lebensmitteln wie Gemüse, Obst und Vollkornprodukten die Vielfalt der Mikrobiota unterstützen und so zur psychischen Stabilität beitragen. Etwa eine Schüssel Haferflocken mit Obst und Nüssen am Morgen liefert nicht nur wichtige Nährstoffe, sondern fördert auch eine gesunde Darmflora. Zusätzlich können probiotische Lebensmittel, wie Joghurt oder Sauerkraut, die positiven Bakterien im Darm unterstützen. Die gezielte Auswahl von Lebensmitteln kann somit die Darmgesundheit und damit auch das psychische Gleichgewicht positiv beeinflussen. Neben der Darmgesundheit spielt die Nährstoffversorgung des Gehirns eine entscheidende Rolle für die psychische Balance. Eine ausreichende Zufuhr von Vitaminen, Mineralstoffen und Spurenelementen ist unerlässlich für die optimale Funktion des Nervensystems. Auch während der Schwangerschaft ist eine ausgewogene, nährstoffreiche Kost entscheidend für die Entwicklung des Kindes, sowohl physisch als auch psychisch [s50]. Die mentale Gesundheit der Mutter, einschließlich ihrer emotionalen Stabilität, hat einen signifikanten Einfluss auf die kindliche Entwicklung. Ein ganzheitlicher Ansatz, der sowohl die Ernährung als auch die mentale Gesundheit berücksichtigt, ist daher in dieser Phase besonders wichtig [s50]. Ungünstige Ernährungsgewohnheiten können zu erhöhtem Stress und psychischen Problemen führen, während umgekehrt eine schlechte mentale Verfassung die Ernährungsgewohnheiten negativ beeinflussen kann. Dieser wechselseitige Einfluss unterstreicht die Bedeutung einer ausgewogenen Ernährung und einer gesunden Psyche für das allgemeine Wohlbefinden. Eine bewusste Ernährung, die sowohl die Darmgesundheit als auch die Nährstoffversorgung des Gehirns berücksichtigt, bildet somit eine wichtige Grundlage für die psychische Balance.

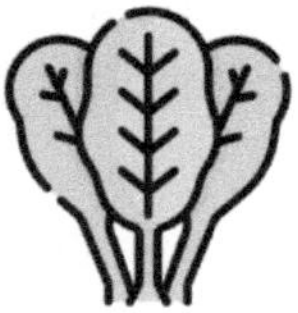

Gut zu wissen

Mikrobiota

Die Gesamtheit der Mikroorganismen, die den Darm besiedeln, spielt eine wichtige Rolle für die psychische Gesundheit, da sie die Produktion und Regulation von Neurotransmittern beeinflussen kann.

Probiotische Lebensmittel

Lebensmittel, die lebende Mikroorganismen enthalten, die die Darmgesundheit fördern und so zur psychischen Stabilität beitragen können. Beispiele hierfür sind Joghurt, Kefir und Kimchi.

Konkrete Ratschläge

- Konzentrieren Sie sich beim Essen auf den Geschmack und die Textur Ihrer Mahlzeit, um die Verdauung zu unterstützen und Ihr Sättigungsgefühl zu verbessern.
- Richten Sie Ihre Mahlzeiten ansprechend an, um die Vorfreude und den Genuss zu steigern und so positiv auf Ihre Stimmung zu wirken.
- Kauen Sie Ihr Essen langsam und gründlich, um die Nährstoffaufnahme zu optimieren und Ihr Verdauungssystem zu entlasten, was sich positiv auf Ihre Stimmung auswirken kann.
- Trinken Sie vor jeder Mahlzeit ein Glas Wasser, um Ihr Sättigungsgefühl zu erhöhen und so Heißhungerattacken und Stimmungsschwankungen vorzubeugen.
- Integrieren Sie regelmäßig Lebensmittel mit Magnesium, wie Kürbiskerne oder dunkle Schokolade, in Ihren Speiseplan, um Stress abzubauen und Ihre psychische Widerstandsfähigkeit zu stärken.
- Vermeiden Sie Ablenkungen wie Fernsehen oder Smartphone während des Essens, um Ihre Achtsamkeit zu fördern und Ihre Mahlzeiten bewusster zu genießen.
- Bereiten Sie Ihre Mahlzeiten mit Liebe und Freude zu, denn positive Emotionen beim Kochen übertragen sich auf das Essen und fördern Ihr Wohlbefinden.
- Essen Sie im Freien, wann immer es möglich ist, um die Natur und frische Luft zu genießen und so Ihre Stimmung aufzuhellen.
- Hören Sie auf Ihren Körper und essen Sie nur dann, wenn Sie wirklich Hunger haben, um Ihre innere Balance zu stärken und ein gesundes Verhältnis zum Essen zu entwickeln.

Rückblick - 2. Seelisches Wohlbefinden durch Ernährung

Seelisches Wohlbefinden und Ernährung sind eng miteinander verknüpft. Was wir essen, beeinflusst nicht nur unsere körperliche Gesundheit, sondern auch unsere Stimmung, unsere Stressresistenz und unsere kognitive Leistungsfähigkeit. Der Schlüssel zu einem ausgeglichenen Gemütszustand liegt in einer ganzheitlichen Betrachtungsweise, die sowohl die Nährstoffversorgung des Gehirns als auch die Gesundheit des Darms berücksichtigt. Indem Sie Ihre Ernährung bewusst gestalten, können Sie aktiv zu Ihrem psychischen Wohlbefinden beitragen.

Ein wichtiger Baustein ist die ausreichende Versorgung mit bestimmten Nährstoffen. Aminosäuren wie Tryptophan, der Vorläufer des stimmungsaufhellenden Neurotransmitters Serotonin, finden sich beispielsweise in Truthahn, Walnüssen und Kiwis. Auch Mikronährstoffe wie B-Vitamine, Magnesium und Zink spielen eine entscheidende Rolle für die Funktion des Nervensystems. Integrieren Sie daher regelmäßig Lebensmittel wie Vollkornprodukte, grünes Blattgemüse, Nüsse und fettreichen Fisch – eine hervorragende Quelle für Omega-3-Fettsäuren – in Ihren Speiseplan. Denken Sie zudem an eine ausreichende Flüssigkeitszufuhr, da Dehydration negative Auswirkungen auf Ihre Stimmung und Konzentration haben kann.

Neben der Nährstoffzusammensetzung spielt auch der Rhythmus Ihrer Mahlzeiten eine wichtige Rolle. Regelmäßige Essenszeiten stabilisieren Ihren Blutzuckerspiegel und beugen Heißhungerattacken vor, die oft mit Stimmungsschwankungen einhergehen. Versuchen Sie, Ihre Hauptmahlzeit in die Mittagszeit zu legen, wenn Ihr Stoffwechsel am aktivsten ist und vermeiden Sie spätes Abendessen, um einen erholsamen Schlaf zu fördern. Achten Sie außerdem auf eine ausgewogene Zusammensetzung Ihrer Mahlzeiten. Bevorzugen Sie komplexe Kohlenhydrate gegenüber raffinierten Varianten und reduzieren Sie den Konsum von stark verarbeiteten Lebensmitteln. Experimentieren Sie mit probiotischen Lebensmitteln wie Joghurt oder Sauerkraut, um Ihre Darmgesundheit zu unterstützen, denn eine ausgewogene Darmflora wirkt sich positiv auf Ihre psychische Verfassung aus.

Die Umsetzung einer solchen Ernährungsweise mag im Alltag zunächst herausfordernd erscheinen. Beginnen Sie mit kleinen, realistischen Schritten. Tauschen Sie beispielsweise Weißbrot gegen Vollkornbrot aus oder integrieren Sie einmal pro Woche eine Portion fettreichen Fisch in Ihren Speiseplan. Reflektieren Sie regelmäßig Ihre Essgewohnheiten und identifizieren Sie mögliche Stolpersteine. Wenn Sie beispielsweise häufig zu Süßigkeiten greifen, wenn Sie gestresst sind, überlegen Sie sich alternative Strategien zur Stressbewältigung, wie etwa Entspannungsübungen oder ein Gespräch mit einer vertrauten Person. Scheuen Sie sich nicht, professionelle Unterstützung durch einen Ernährungsberater oder einen Psychologen in Anspruch zu nehmen, wenn Sie sich überfordert fühlen.

Eine ausgewogene Ernährung ist eine Investition in Ihr seelisches Wohlbefinden. Mit jedem bewussten Schritt, den Sie in Richtung einer gesünderen Ernährungsweise machen, stärken Sie Ihre psychische Widerstandsfähigkeit und schaffen die Grundlage für ein ausgeglichenes und erfülltes Leben. Es ist ein Prozess, der Zeit und Geduld erfordert, aber die positiven Auswirkungen auf Ihre mentale Gesundheit werden Sie langfristig motivieren und Ihnen helfen, die Herausforderungen des Alltags gelassener zu meistern.

3. Optimierung der Gehirnleistung

Wer kennt nicht diese Momente, in denen das Gehirn wie durch Nebel zu arbeiten scheint? Die moderne Wissenschaft zeigt, dass gezielte Ernährung die kognitiven Fähigkeiten maßgeblich beeinflussen kann. Durch die richtige Auswahl von Nährstoffen lässt sich die mentale Leistungsfähigkeit systematisch verbessern - von der morgendlichen Konzentration bis zur abendlichen Kreativität. Neueste Forschungsergebnisse belegen den direkten Zusammenhang zwischen Ernährung und Gehirnfunktion auf molekularer Ebene. In diesem Kapitel entdecken Sie die wichtigsten Strategien, mit denen Sie Ihr Gehirn optimal unterstützen können.

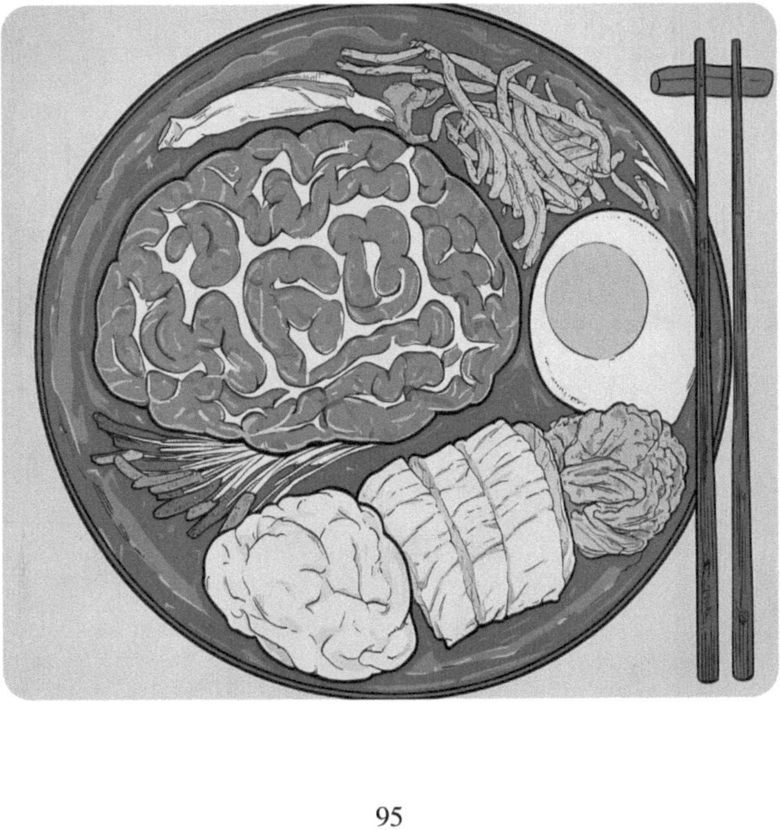

3. 1 Konzentrationssteigerung

Konzentration ist essentiell für Leistungsfähigkeit und Wohlbefinden. Mangelnde Konzentration beeinträchtigt nicht nur die Produktivität, sondern auch die Lebensqualität. Dieses Kapitel beleuchtet den Zusammenhang zwischen Ernährung und Konzentration und zeigt, wie spezifische Nährstoffe, ein stabiler Blutzuckerspiegel und eine optimale Gehirndurchblutung die kognitive Leistungsfähigkeit beeinflussen. Von der Auswahl der richtigen Kohlenhydrate bis hin zur Bedeutung von Mikronährstoffen und ausreichend Flüssigkeit – entdecken Sie, wie Sie Ihre Konzentration durch eine gezielte Ernährungsstrategie optimieren können. Lesen Sie weiter und erfahren Sie, wie Sie Ihr geistiges Potenzial durch eine optimierte Nährstoffversorgung voll ausschöpfen.

Für optimale Konzentration und Gehirnleistung ist ein ganzheitlicher Ansatz entscheidend, der sowohl die Ernährung (mit Fokus auf Blutzuckerstabilität, essentiellen Fettsäuren und Mikronährstoffen) als auch Lebensstilfaktoren wie Bewegung, Stressmanagement und ausreichend Schlaf berücksichtigt.

Leistungsfördernde Nährstoffe

Für konzentriertes Arbeiten und optimale Leistungsfähigkeit benötigt das Gehirn eine stetige Versorgung mit spezifischen Nährstoffen. omegafettsaeuren, insbesondere Docosahexaensäure (DHA), unterstützen kognitive Prozesse und die synaptische Funktion [s51]. Ein regelmäßiger Verzehr von fettreichem Fisch, etwa Lachs oder Makrele, kann die DHA-Zufuhr erhöhen. Im Gegensatz dazu können hohe Mengen an gesättigten Fettsäuren die kognitive Verarbeitung beeinträchtigen [s51]. Achten Sie daher auf ein ausgewogenes Verhältnis von Fettquellen in Ihrer Ernährung. Mikronährstoffe spielen ebenfalls eine entscheidende Rolle: B-Vitamine sind unerlässlich für die Energieproduktion und kognitive Funktionen [s52]. Ein Mangel kann zu Müdigkeit und Konzentrationsschwierigkeiten führen. Eisen ist für den Sauerstofftransport und die neurologische Entwicklung wichtig [s53]. Eisenmangel kann, selbst ohne Anämie, die kognitive Leistungsfähigkeit reduzieren [s52]. Zink beeinflusst die kognitive Funktion und wird mit Depressionen in Verbindung gebracht [s52]. Antioxidantien wie Vitamin E und Polyphenole schützen das Gehirn vor oxidativem Stress und unterstützen so die kognitive Funktion [s51]. Auch die Art der Kohlenhydrate beeinflusst die Konzentration. Stark verarbeitete Kohlenhydrate mit hoher glykämischer Last können zu Blutzuckerschwankungen führen, die sich negativ auf die Stimmung und Konzentration auswirken [s54]. Bevorzugen Sie komplexe_kohlenhydrate aus Vollkornprodukten, Gemüse und Hülsenfrüchten, die den Blutzuckerspiegel stabiler halten. Eine Ernährung mit viel Obst, Gemüse und Beeren liefert wichtige Vitamine, Mineralstoffe und Antioxidantien, die die kognitive Funktion unterstützen [s55] [s56]. Die mediterrane_ernaehrung, reich an Obst, Gemüse, Olivenöl und Fisch, wird mit einem geringeren Risiko für kognitive Beeinträchtigungen und Demenz in Verbindung gebracht [s55]. Achten Sie darauf, ausreichend zu trinken, da dehydration zu Konzentrationsschwierigkeiten führen kann [s57].

Einfluss von Nährstoffen auf die kognitive Funktion

Relative Wirksamkeit ausgewählter Nährstoffe zur Unterstützung der kognitiven Funktion.

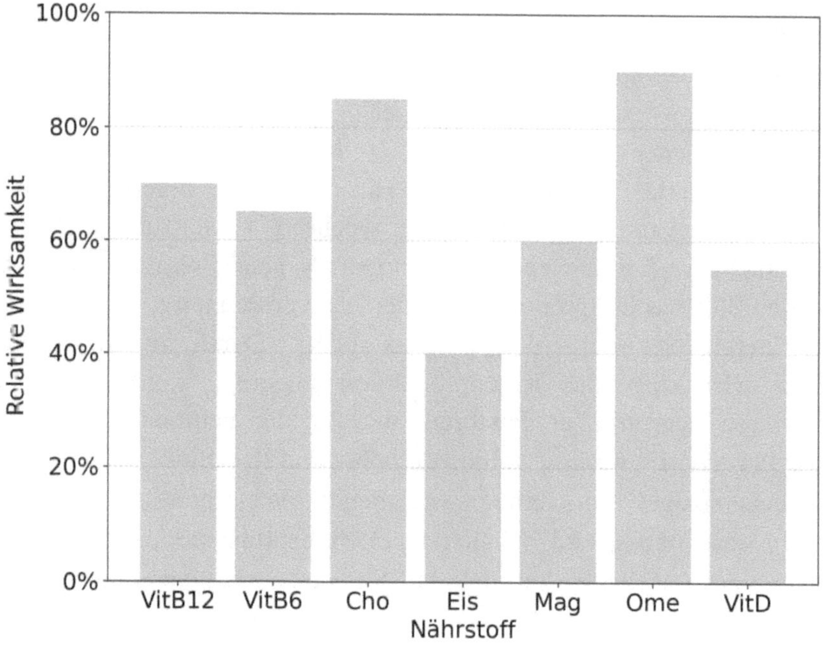

Cho: Cholin

Eis: Eisen

Mag: Magnesium

Ome: Omega-3-Fettsäuren

VitB12: Vitamin B12

VitB6: Vitamin B6

VitD: Vitamin D

Während alle aufgeführten Nährstoffe eine Rolle für die Gehirngesundheit spielen, zeigen einige eine stärkere Auswirkung auf kognitive Funktionen wie Konzentration und Gedächtnis. Cholin und Omega-3-Fettsäuren scheinen besonders wirksam zu sein, was auf ihre Bedeutung für eine hirnfördernde Ernährung hindeutet. B-Vitamine zeigen ebenfalls bemerkenswerte Vorteile und unterstreichen ihre Rolle bei neurologischen Prozessen. Die individuellen Reaktionen auf diese Nährstoffe können jedoch variieren und ein ausgewogener Ernährungsansatz wird immer empfohlen.

Energieversorgung

Die Energiebereitstellung für das Gehirn basiert primär auf glukose, die aus der Nahrung gewonnen wird. Ein konstanter Blutzuckerspiegel ist für eine optimale Hirnfunktion unerlässlich, da das Gehirn keine eigenen Glukosereserven speichern kann [s58]. Schwankungen, ausgelöst durch den Konsum schnell verfügbarer Kohlenhydrate, führen zu Energieeinbrüchen und Konzentrationsschwierigkeiten. Vollkornprodukte, Gemüse und Hülsenfrüchte liefern komplexe Kohlenhydrate, die langsamer verstoffwechselt werden und so für eine gleichmäßigere Energieversorgung sorgen. Neben Glukose spielen auch Ketone, Stoffwechselprodukte aus der Fettverbrennung, eine Rolle in der Energieversorgung des Gehirns [s59]. Durch intermittierendes Fasten (IF) kann die Ketonproduktion angeregt werden, was die Produktion neurotropher Faktoren, die für die neuronale Gesundheit und Plastizität wichtig sind, erhöht [s59]. Ein ausgeglichener Blutzuckerspiegel und eine ausreichende Versorgung mit Ketonen fördern eine stabile und anhaltende Energiezufuhr für das Gehirn, die konzentriertes Arbeiten ermöglicht. So kann z.B. ein Frühstück mit Haferflocken und Beeren den Blutzuckerspiegel stabilisieren und langanhaltende Energie für den Vormittag liefern. Zusätzlich kann die Integration von IF-Phasen die Ketonproduktion anregen und so die Gehirnfunktion langfristig unterstützen. Die darmhirnachse beeinflusst die Stimmung und das psychische Wohlbefinden durch die Kommunikation zwischen Darm und Gehirn, die Hormone, Appetit und Energiehaushalt reguliert [s60]. Eine Ernährung reich an Obst und Gemüse unterstützt diese Kommunikation, indem sie wichtige Nährstoffe wie Flavonoide liefert, die die Stimmung positiv beeinflussen und das Risiko von Depressionen senken können [s60]. Ausreichend Wasser zu trinken ist ebenfalls entscheidend, da dehydration die Stimmung, insbesondere bei Frauen, negativ beeinflussen kann [s60].

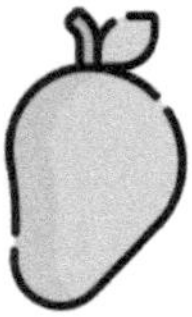

Energiequellen des Gehirns

Primäre Energiequellen für optimale Gehirnfunktion.

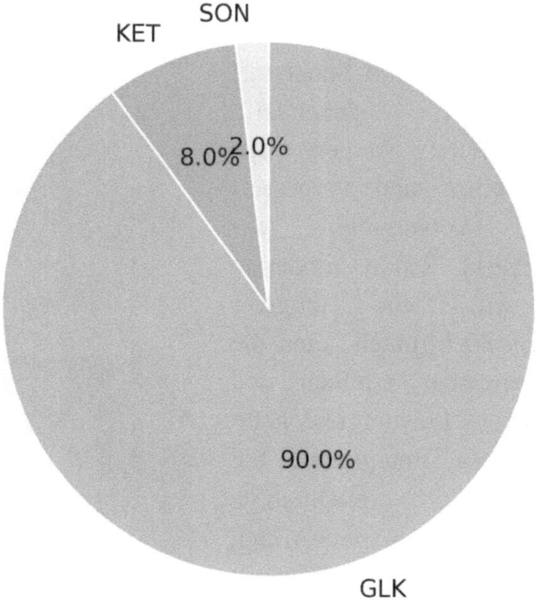

- GLK: Glukose (aus Kohlenhydraten)
- KET: Ketone (aus Fetten)
- SON: Sonstige

Das Gehirn ist für seine Energieversorgung stark auf Glukose angewiesen, was die Bedeutung einer ausgewogenen Ernährung mit ausreichend komplexen Kohlenhydraten unterstreicht. Ketone können zwar eine alternative Energiequelle darstellen, machen aber einen geringeren Anteil aus. Die Konzentration auf eine stetige Glukoseversorgung durch gesunde Essgewohnheiten kann die kognitive Funktion und das geistige Wohlbefinden erheblich unterstützen.

Durchblutungsförderung

Eine ausreichende zerebrale Durchblutung ist für optimale kognitive Leistungen unerlässlich, da sie die Versorgung des Gehirns mit Sauerstoff und Nährstoffen sicherstellt. Körperliche Aktivität steigert den Blutfluss im Gehirn und verbessert somit die Versorgung der Gehirnzellen. [s61] Schon moderate Bewegung, wie ein zügiger Spaziergang von 30 Minuten, kann die Durchblutung messbar erhöhen und die kognitive Leistungsfähigkeit positiv beeinflussen. Integrieren Sie daher regelmäßige Bewegungseinheiten in Ihren Alltag, um die Gehirndurchblutung und damit Ihre Konzentration zu fördern. Neben der körperlichen Aktivität können auch weitere Faktoren die Gehirndurchblutung beeinflussen. Eine ausgewogene Ernährung, reich an Obst, Gemüse und Vollkornprodukten, trägt zu gesunden Blutgefäßen bei und unterstützt so die optimale Durchblutung. Chronischer Stress hingegen kann die Blutgefäße verengen und den Blutfluss im Gehirn reduzieren. Entspannungstechniken wie Meditation oder Yoga können helfen, Stress abzubauen und so die Durchblutung zu verbessern. Ausreichend Schlaf ist ebenfalls wichtig, da sich während des Schlafs die Blutgefäße im Gehirn erweitern und Abfallprodukte abtransportiert werden. Achten Sie auf eine Kombination aus regelmäßiger Bewegung, gesunder Ernährung, Stressmanagement und

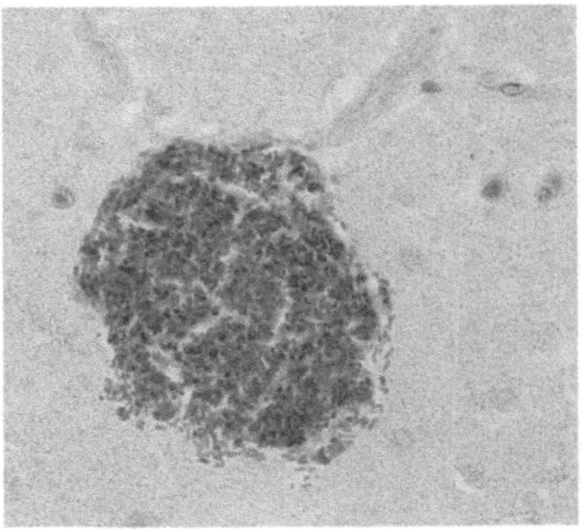

Blutgefäß [i24]

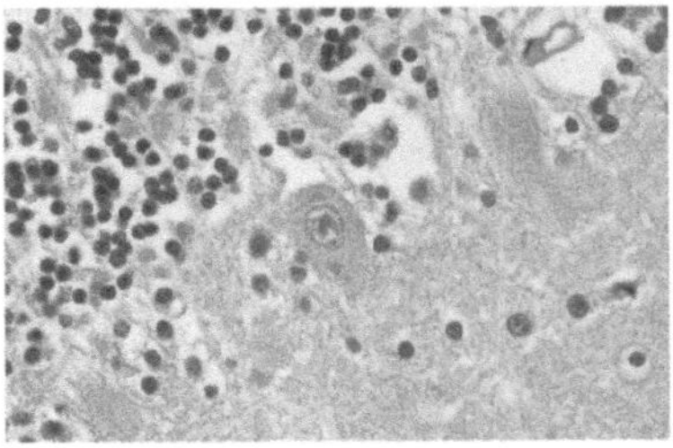

Yoga [i25]

ausreichend Schlaf, um Ihre Gehirndurchblutung optimal zu unterstützen und Ihre Konzentrationsfähigkeit zu steigern. So kann beispielsweise die Kombination aus einem morgendlichen Spaziergang und einer ausgewogenen Ernährung mit Vollkornprodukten, Obst und Gemüse einen positiven Effekt auf die Gehirndurchblutung und die kognitive Leistungsfähigkeit über den Tag hinweg haben.

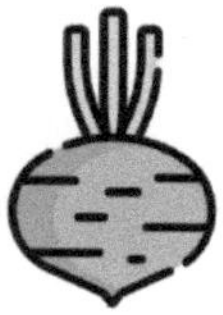

Gut zu wissen

Kognitiv
Bezieht sich auf geistige Prozesse wie Denken, Lernen, Erinnern und Wahrnehmen, die für eine optimale Konzentrationsfähigkeit wichtig sind.

Meditation
Eine Praxis, die durch Achtsamkeit und Fokussierung die Konzentration verbessern kann.

Yoga
Körperliche und geistige Übungen, die Stress reduzieren und die Konzentrationsfähigkeit fördern können.

Zerebral
Bezieht sich auf das Gehirn und seine Funktionen, die die Konzentrationsfähigkeit beeinflussen.

Einfluss des Blutflusses auf die kognitive Funktion

Zusammenhang zwischen zerebralem Blutfluss und kognitiver Leistung.

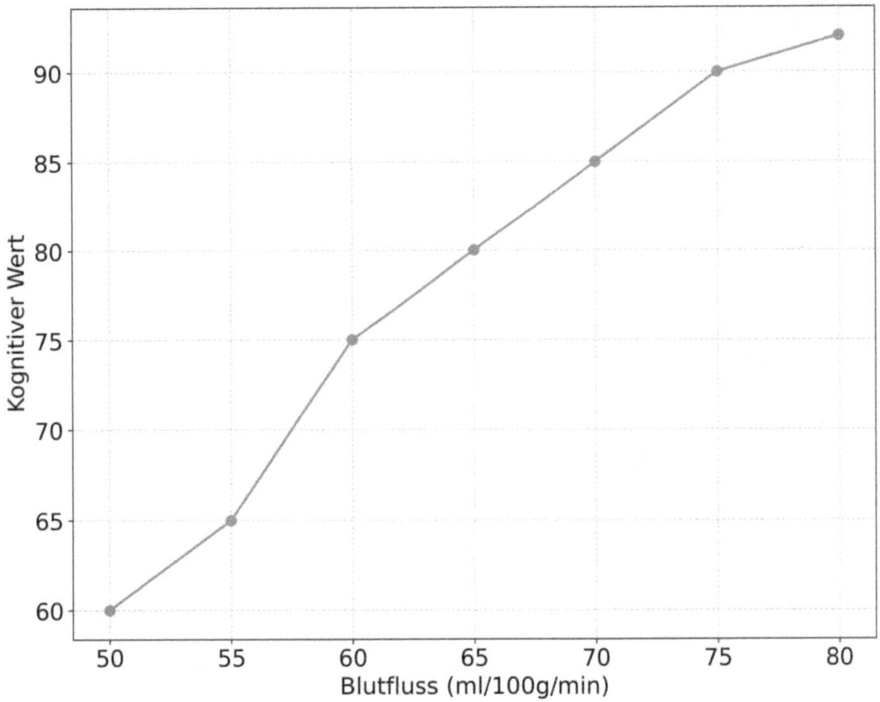

Diese Grafik veranschaulicht einen positiven Zusammenhang zwischen zerebralem Blutfluss und kognitiver Funktion. Mit zunehmendem Blutfluss verbessern sich auch die kognitiven Leistungsmaße wie Konzentration, Gedächtnis und Verarbeitungsgeschwindigkeit. Dies deutet darauf hin, dass eine ausreichende Durchblutung für eine optimale Gehirnfunktion und ein optimales mentales Wohlbefinden entscheidend ist. Es ist jedoch wichtig zu beachten, dass Korrelation nicht gleich Kausalität ist und andere Faktoren die kognitive Leistung beeinflussen können.

Konkrete Ratschläge

- Trainieren Sie Ihr Gehirn durch regelmäßiges Rätsellösen oder das Erlernen einer neuen Sprache, um die neuronale Plastizität zu fördern und so die Konzentration zu verbessern.
- Schaffen Sie sich vor konzentrierten Arbeiten ein stimulierendes Duftumfeld mit ätherischen Ölen wie Rosmarin oder Zitrone, um die Aufmerksamkeit zu erhöhen.
- Nutzen Sie die Kraft der Musik: Hören Sie während fokussierter Tätigkeiten instrumentale Stücke oder Naturgeräusche, um Ihre Konzentration zu fördern und Ablenkungen zu minimieren.
- Integrieren Sie kurze Bewegungspausen in Ihren Arbeitsalltag, um die Durchblutung anzukurbeln und neue Energie für konzentriertes Arbeiten zu gewinnen.
- Variieren Sie Ihre Lernumgebung, um die Aufmerksamkeitsspanne zu verlängern und die Aufnahmefähigkeit zu verbessern. Lernen Sie mal im Garten, mal in der Bibliothek.
- Visualisieren Sie vor Beginn einer Aufgabe den erfolgreichen Abschluss, um Ihre Motivation und Konzentration zu steigern.
- Steigern Sie Ihre Konzentrationsfähigkeit, indem Sie regelmäßig Ihre Atmung beobachten und bewusst tief ein- und ausatmen, um den Sauerstoffgehalt im Blut zu erhöhen.
- Trainieren Sie Ihre Konzentrationsmuskeln durch fokussierte Aufgaben im Alltag, wie beispielsweise das bewusste Hören eines Gesprächspartners oder das achtsame Zubereiten einer Tasse Tee.
- Schaffen Sie sich eine aufgeräumte und ordentliche Arbeitsumgebung, um visuelle Ablenkungen zu minimieren und die Konzentration zu fördern.

3. 2 Gedächtnisunterstützung

Ein gutes Gedächtnis ist essentiell für Erfolg im Alltag und beeinflusst maßgeblich unsere Lebensqualität. Vergesslichkeit, Konzentrationsschwierigkeiten und verlangsamte Lernprozesse können verschiedene Ursachen haben und stellen viele vor Herausforderungen. Dieser Abschnitt beleuchtet die komplexen Zusammenhänge zwischen Ernährung, Psyche und Gedächtnisleistung. Wir betrachten, wie körperliche und geistige Strategien die Merkfähigkeit verbessern und Lernprozesse unterstützen. Dabei spielen sowohl die Versorgung mit essenziellen Nährstoffen als auch die Förderung der Neuroplastizität, der Fähigkeit des Gehirns, sich anzupassen und neue Verbindungen zu knüpfen, eine entscheidende Rolle. Entdecken Sie, wie Sie durch gezielte Maßnahmen Ihr Gedächtnis stärken und Ihre kognitive Leistungsfähigkeit nachhaltig optimieren können.

> *Für ein optimales Gedächtnis und anhaltende geistige Fitness ist ein ganzheitlicher Ansatz entscheidend, der sowohl körperliche Aktivität und gesunde Ernährung als auch geistige Stimulation, ausreichend Schlaf und effektives Stressmanagement umfasst.*

Merkfähigkeit verbessern

Merkfähigkeit lässt sich durch verschiedene Strategien verbessern, die sowohl körperliche als auch geistige Aspekte berücksichtigen. Regelmäßige körperliche Aktivität fördert die Gehirnfunktion und kann das Risiko kognitiver Beeinträchtigungen senken [s62] [s63]. Zu vergleichen mit einem Muskel, der durch Training stärker wird, profitiert auch das Gehirn von regelmäßiger Stimulation. Neben Sport trägt eine gesunde Ernährung maßgeblich zur kognitiven Gesundheit bei. Besonders die mediterrane oder MIND-Diät, reich an Obst, Gemüse, Fisch und Vollkornprodukten, unterstützt die Gedächtnisleistung [s63] [s64]. Diese Ernährungsformen liefern dem Gehirn wichtige Nährstoffe und Antioxidantien.

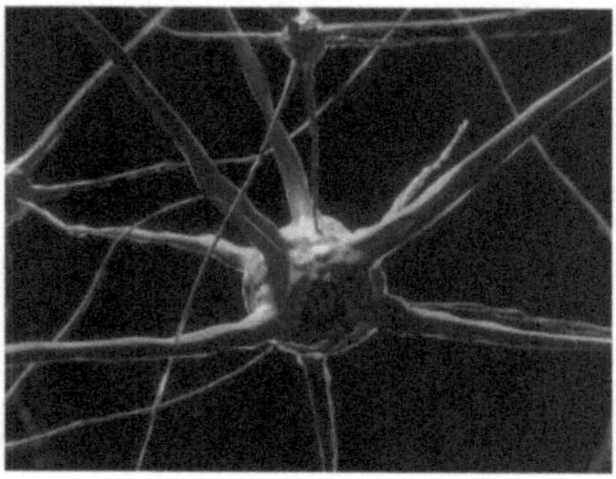

Neuroplastizität [i26]

Die geistige Fitness lässt sich durch kontinuierliche Stimulation trainieren. Das Erlernen neuer Fähigkeiten, sei es eine Sprache, ein Musikinstrument oder ein Handwerk, fordert das Gehirn und fördert die Neuroplastizität, die Fähigkeit des Gehirns, sich anzupassen und neue Verbindungen zu knüpfen [s62] [s63]. Auch soziale Interaktion und das Pflegen von Beziehungen wirken sich positiv auf die kognitive Gesundheit aus [s62]. Aktive Teilnahme an Gesprächen, Diskussionen oder gemeinsamen Aktivitäten hält das Gehirn geistig fit. Zusätzlich zu diesen grundlegenden Maßnahmen können weitere Faktoren die Merkfähigkeit beeinflussen. Ausreichend Schlaf ist essenziell für die Gedächtniskonsolidierung, den Prozess, bei dem Informationen vom Kurzzeit- ins Langzeitgedächtnis übertragen werden [s63]. Chronischer Schlafmangel hingegen beeinträchtigt die Gedächtnisleistung. Stressmanagement und emotionale Stabilität spielen ebenfalls eine Rolle, da anhaltender Stress die kognitiven Funktionen negativ beeinflussen kann [s63]. Entspannungstechniken wie Meditation oder Yoga können helfen, Stress abzubauen und die geistige Klarheit zu fördern. Auch die gezielte Supplementierung mit bestimmten Nährstoffen kann in Betracht gezogen werden. Studien deuten darauf hin, dass die Einnahme bestimmter Fettsäuren das Lernen, das Gedächtnis und das kognitive Wohlbefinden verbessern kann [s65]. Diese Fettsäuren, insbesondere omegafettsaeuren, sind wichtig für die Gehirnfunktion und können die Blutzirkulation im Gehirn erhöhen [s66] [s65]. Vegetarier schneiden in Gedächtnistests tendenziell besser ab als Fleischesser, was möglicherweise auf unterschiedliche Ernährungsweisen und die Aufnahme bestimmter Nährstoffe zurückzuführen ist [s67]. Es ist jedoch wichtig zu beachten, dass die Wirkung von nahrungsergaenzungsmitteln individuell unterschiedlich sein kann und von Faktoren wie dem Ausgangsniveau im Gehirn, dem Insulinspiegel und den allgemeinen Ernährungsgewohnheiten abhängt [s67]. Eine ausgewogene Ernährung, die reich an natürlichen Quellen dieser Nährstoffe ist, sollte stets im Vordergrund stehen. Eine solche Ernährung, kombiniert mit regelmäßiger Bewegung, kann synergistische Effekte auf die kognitive Funktion haben [s66]. Zusammenfassend lässt sich sagen, dass die Verbesserung der Merkfähigkeit ein vielschichtiger Prozess ist, der einen ganzheitlichen Ansatz erfordert. - Körperliche Aktivität, - gesunde Ernährung, - geistige Stimulation, - ausreichend Schlaf, - Stressmanagement und - gegebenenfalls die gezielte Supplementierung mit bestimmten Nährstoffen können dazu beitragen, die Gedächtnisleistung zu optimieren und die kognitive Gesundheit langfristig zu erhalten. Dabei ist es wichtig, die individuellen Bedürfnisse und Voraussetzungen zu berücksichtigen und gegebenenfalls ärztlichen Rat einzuholen.

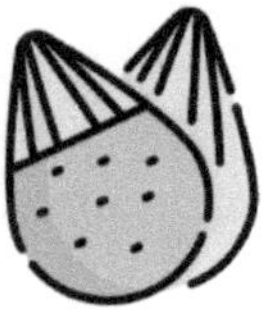

Gut zu wissen

Antioxidantien

Substanzen, die Zellen vor Schäden durch freie Radikale schützen und somit zur Erhaltung der Gehirngesundheit beitragen können, was die Merkfähigkeit positiv beeinflusst.

Gedächtniskonsolidierung

Prozess, bei dem Informationen vom Kurzzeitgedächtnis ins Langzeitgedächtnis übertragen und gefestigt werden, was für eine dauerhafte Speicherung von Erinnerungen unerlässlich ist.

Kognitive Beeinträchtigungen

Einschränkungen der geistigen Fähigkeiten, die sich auf Bereiche wie Gedächtnis, Aufmerksamkeit, Sprache und Problemlösung auswirken können und die Merkfähigkeit negativ beeinflussen.

Neuroplastizität

Die Fähigkeit des Gehirns, sich durch Lernen und neue Erfahrungen zu verändern und neue Verbindungen zwischen Nervenzellen zu bilden, was die Grundlage für Lernen und Gedächtnis ist.

Synergistische Effekte

Das Zusammenwirken verschiedener Faktoren, wie Ernährung und Bewegung, die sich gegenseitig verstärken und zu einer verbesserten kognitiven Funktion und Merkfähigkeit führen.

Nährstoffeinfluss auf das Gedächtnis

Wirksamkeit von Nährstoffen zur Gedächtnisverbesserung.

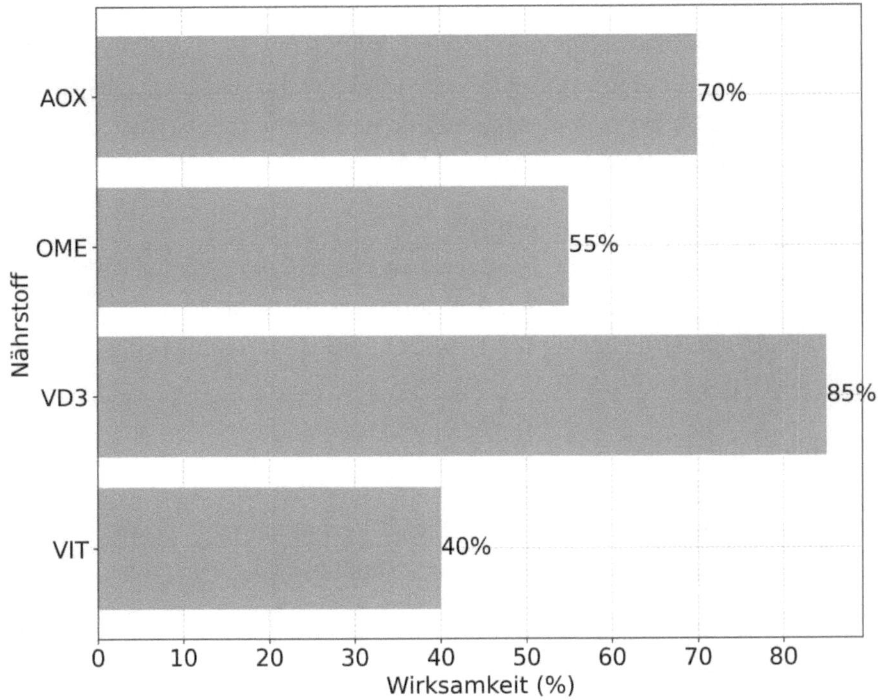

AOX: Antioxidantien

OME: Omega-3-Fettsäuren

VD3: Vitamin D

VIT: B-Vitamine

Omega-3-Fettsäuren zeigen die stärkste Assoziation mit einer Gedächtnisverbesserung, gefolgt von B-Vitaminen. Vitamin D und Antioxidantien tragen ebenfalls dazu bei, jedoch in geringerem Maße. Dies legt nahe, die Aufnahme von Omega-3-Fettsäuren und B-Vitaminen für eine optimale kognitive Funktion zu priorisieren.

Lernprozesse unterstützen

Lernen und Gedächtnis sind eng mit der Versorgung des Gehirns mit essenziellen Nährstoffen verknüpft. Eine optimale Nährstoffzufuhr wirkt sich positiv auf neuronale Funktionen und die synaptische_plastizitaet, also die Fähigkeit des Gehirns, neue Verbindungen zu bilden, aus [s68]. So können beispielsweise Hormone aus dem Magen-Darm-Trakt, wie Leptin und Ghrelin, die synaptische Plastizität fördern und so Lernen und Gedächtnisbildung beeinflussen [s68]. Besonders wichtig ist in diesem Kontext der *brain-derived neurotrophic factor* (BDNF), ein Protein, das das Wachstum und Überleben von Neuronen unterstützt und somit die kognitive Leistungsfähigkeit entscheidend beeinflusst [s68]. Umgekehrt können hohe Mengen an gesättigten Fettsäuren die kognitive Verarbeitung beeinträchtigen und das Risiko neurologischer Störungen erhöhen [s68]. Eine Ernährungsumstellung hin zu ungesaettigten_fettsaeuren, wie sie in Fisch, Nüssen und pflanzlichen Ölen vorkommen, kann daher die Lernprozesse unterstützen. Neben Makronährstoffen sind auch mikronaehrstoffe, wie B-Vitamine und Eisen, für die kognitive Gesundheit unerlässlich [s69]. Sie tragen zu einer optimalen Funktion des Nervensystems bei und beeinflussen kognitive Prozesse. Ein Mangel an diesen Mikronährstoffen kann die Leistungsfähigkeit des Gehirns mindern. So kann beispielsweise ein Eisenmangel zu Konzentrationsschwierigkeiten und verminderter Gedächtnisleistung führen. Eine ausgewogene Ernährung mit Lebensmitteln wie Vollkornprodukten, Hülsenfrüchten, grünem Blattgemüse und magerem Fleisch kann dazu beitragen, die Versorgung mit diesen wichtigen Mikronährstoffen sicherzustellen [s69]. Zusätzlich beeinflusst die Ernährung die Gehirnfunktion über die sogenannte Mikrobiota-Darm-Hirn-Achse [s69]. Die im Darm lebenden Mikroorganismen produzieren verschiedene Stoffwechselprodukte, die über den Blutkreislauf zum Gehirn gelangen und dort neuronale Prozesse modulieren können. Eine ballaststoffreiche

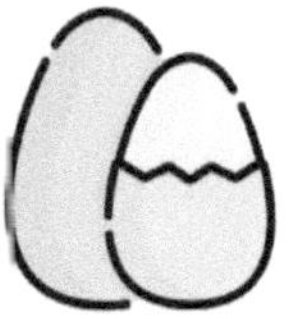

Ernährung mit viel Obst und Gemüse fördert eine gesunde Darmflora und kann so indirekt auch die Lernprozesse positiv beeinflussen. Ein hoher Konsum von gesunden Lebensmitteln im Allgemeinen kann das Risiko kognitiver Beeinträchtigungen senken und die Lebensqualität verbessern [s69].

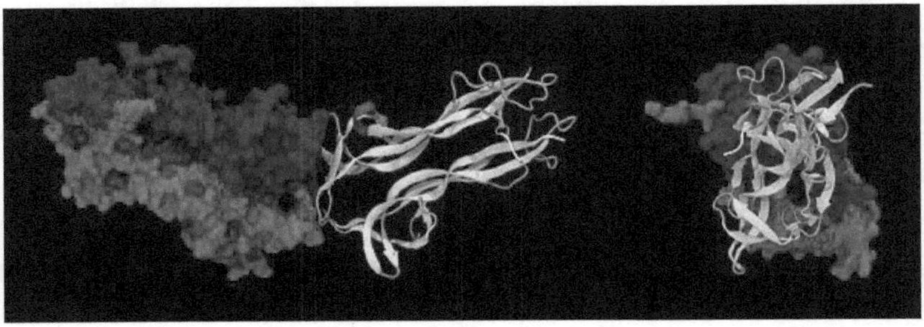

Brain-derived neurotrophic factor [i27]

Gut zu wissen

Brain-Derived Neurotrophic Factor

Der Brain-Derived Neurotrophic Factor (BDNF) ist ein Protein, das das Wachstum, die Entwicklung und das Überleben von Nervenzellen fördert. Es spielt eine entscheidende Rolle bei der synaptischen Plastizität und der Gedächtnisbildung. Ein erhöhter BDNF-Spiegel wird mit verbesserten kognitiven Funktionen in Verbindung gebracht.

Mikrobiota-Darm-Hirn-Achse

Die Mikrobiota-Darm-Hirn-Achse beschreibt die komplexe Wechselwirkung zwischen den Mikroorganismen im Darm, dem Darm selbst und dem Gehirn. Die Darmflora produziert Stoffwechselprodukte, die über den Blutkreislauf oder das Nervensystem das Gehirn beeinflussen und kognitive Funktionen modulieren können.

Einfluss der Ernährung auf das Lernen

Lernleistung in Bezug auf Nährstoffzufuhr und Zeitaufwand.

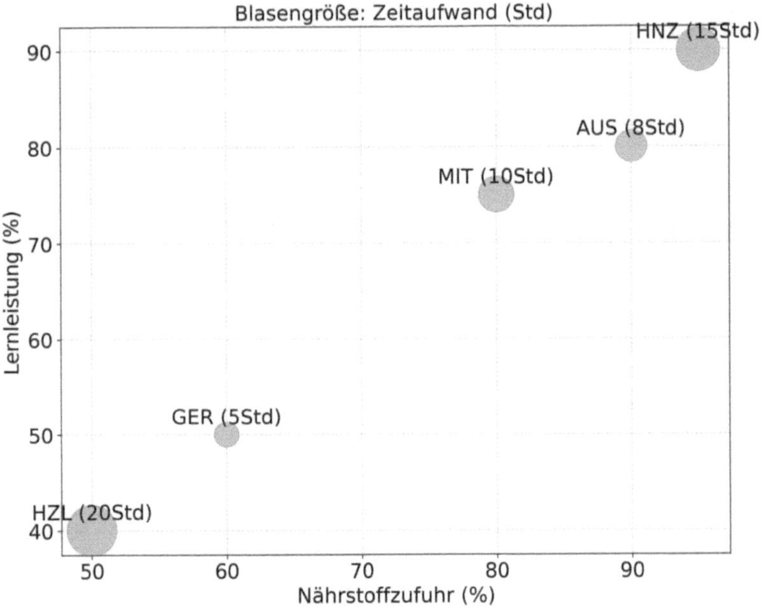

Blasengröße: Zeitaufwand (Std)

AUS: Ausgewogener Ansatz

HNZ: Hohe Nährstoffe und Zeit

MIT: Mittlere Nährstoffe und Zeit

GER: Geringe Nährstoffe und Zeit

HZL: Hohe Zeit, geringe Nährstoffe

Das Diagramm legt eine positive Korrelation zwischen Nährstoffzufuhr und Lernleistung nahe, insbesondere in Kombination mit ausreichender Lernzeit. Höhere Werte beider Faktoren führen im Allgemeinen zu besseren Ergebnissen. Übermäßiger Zeitaufwand ohne ausreichende Ernährung führt jedoch nicht zu wesentlichen Verbesserungen, was die Bedeutung einer ausgewogenen Nährstoffaufnahme für optimales Lernen unterstreicht.

Neuroplastizität fördern

Neuroplastizität, die Fähigkeit des Gehirns, sich zu verändern und anzupassen, lässt sich durch verschiedene Maßnahmen gezielt fördern. Neben den bereits erwähnten Strategien wie geistiger Stimulation und ausreichend Schlaf, spielen körperliche Aktivität und Ernährung eine entscheidende Rolle. Bewegung regt die Produktion neurotropher_faktoren an, die das Wachstum und Überleben von Neuronen fördern und so die Gedächtnisleistung verbessern [s70]. Regelmäßiges Training, sei es Joggen, Schwimmen oder Yoga, wirkt sich positiv auf die Struktur und Funktion des Gehirns aus, indem es die Bildung neuer neuronaler Verbindungen anregt [s70]. Parallel dazu beeinflusst die Ernährung die Neuroplastizität, indem sie dem Gehirn notwendige Bausteine liefert. Langkettige mehrfach ungesättigte Fettsäuren (PUFAs), insbesondere DHA, sind essenziell für die Gehirnentwicklung und die Myelinisierung von Neuronen, die die Informationsübertragung beschleunigt [s71]. So kann der gezielte Verzehr von DHA-reichen Lebensmitteln wie fettem Fisch die neuronale Plastizität unterstützen [s71]. Die Kombination von körperlicher Aktivität und einer auf die Gehirngesundheit abgestimmten Ernährung verstärkt diese Effekte zusätzlich und führt zu einer nachhaltigen Verbesserung der kognitiven Funktionen [s72]. Kalorienreduktion kann ebenfalls die synaptische_plastizitaet positiv beeinflussen und die kognitive Leistungsfähigkeit steigern [s72]. Eine ausgewogene Ernährung mit ausreichend PUFAs, regelmäßige Bewegung und eine moderate Kalorienzufuhr bilden so ein starkes Fundament für ein flexibles und leistungsfähiges Gehirn.

Faktoren, die die Neuroplastizität beeinflussen

Schlüsselfaktoren, die zur Plastizität des Gehirns beitragen.

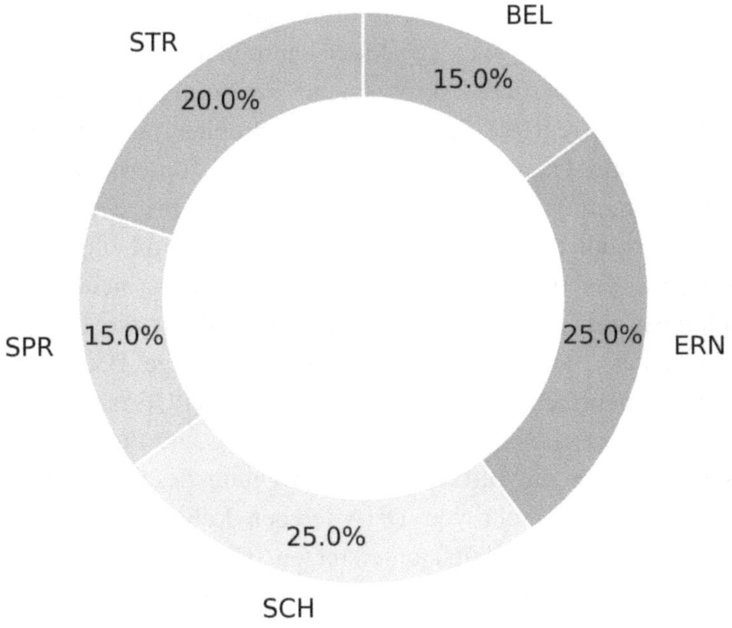

BEL: Bewegung (körperliche Aktivität)
ERN: Ernährung (gesunde Ernährung)
SCH: Schlaf (erholsam)
SPR: Stressprävention
STR: Stimulation (kognitiv)

Diese Grafik verdeutlicht die Vernetzung von Lebensstilfaktoren, die die Neuroplastizität beeinflussen. Während die Ernährung die Bausteine für die Gehirngesundheit liefert, ist ausreichender Schlaf entscheidend für die Konsolidierung und synaptische Ausdünnung. Stressbewältigungstechniken sind unerlässlich, um die negativen Auswirkungen von chronischem Stress auf die Plastizität des Gehirns zu mildern. Schließlich stimulieren konsequentes geistiges und körperliches Engagement durch Lernen und Bewegung direkt das neuronale Wachstum und die Bildung von Verbindungen. Ein ganzheitlicher Ansatz, der all diese Bereiche umfasst, ist der Schlüssel für eine optimale Gehirngesundheit und die Förderung der Neuroplastizität.

Konkrete Ratschläge

- Verbinden Sie das Lernen neuer Informationen mit einer konkreten Bewegung, einem Duft oder einem Geschmack, um die Erinnerung später leichter abrufen zu können.
- Erzählen Sie jemandem von neu Erlerntem, um die Informationen im Gedächtnis zu festigen und gleichzeitig soziale Kontakte zu pflegen.
- Verändern Sie regelmäßig Ihre gewohnten Wege und Abläufe, um Ihr Gehirn mit neuen Reizen zu versorgen und die Bildung neuer neuronaler Verbindungen anzuregen.
- Entwickeln Sie eine eigene Gedächtnisstütze, beispielsweise einen Reim oder eine Geschichte, um komplexe Informationen leichter zu merken.
- Nutzen Sie die Methode der loci, indem Sie sich einen vertrauten Ort vorstellen und die zu merkenden Informationen dort bildlich platzieren.
- Lernen Sie in verschiedenen Umgebungen, um die Verknüpfung der Informationen mit unterschiedlichen Kontexten zu fördern und den Abruf zu erleichtern.
- Fordern Sie Ihr Gedächtnis regelmäßig mit kleinen Spielen heraus, wie dem Merken von Einkaufslisten oder dem Wiederholen von Zahlenreihen.
- Verknüpfen Sie abstrakte Informationen mit konkreten Bildern oder Emotionen, um die Speicherung im Gedächtnis zu verbessern.
- Lernen Sie in kurzen, konzentrierten Einheiten mit regelmäßigen Pausen, um die Aufnahmefähigkeit des Gehirns zu optimieren.
- Wiederholen Sie Gelerntes in zeitlich größer werdenden Abständen, um die langfristige Speicherung im Gedächtnis zu gewährleisten.

3. 3 Mentale Ausdauer

Mentale Ausdauer ist der Schlüssel zu dauerhafter Leistungsfähigkeit und Wohlbefinden. Sie beeinflusst Konzentration, Entscheidungsfindung und Stressresistenz – entscheidende Faktoren für Erfolg im Alltag und Beruf. Doch unsere moderne Lebensweise stellt hohe Anforderungen an unsere kognitiven Ressourcen und birgt Risiken für mentale Erschöpfung. Eine gezielte Optimierung der Ernährung und Lebensführung kann diesen Herausforderungen entgegenwirken. Entdecken Sie in diesem Kapitel, wie Sie Ihre mentale Stärke aufbauen und langfristig erhalten.

Mentale Ausdauer ist kein statisches Merkmal, sondern ein dynamisches Zusammenspiel von Ernährung, Erholung und geistiger Aktivität, das durch einen gesunden Lebensstil kontinuierlich gefördert und gestärkt werden kann.

Dauerhafte Leistungsfähigkeit

Dauerhafte Leistungsfähigkeit beruht auf einem komplexen Zusammenspiel von Ernährung, Energiehaushalt und neuronaler Funktion. Eine Ernährung mit ausreichend omegafettsaeuren unterstützt kognitive_prozesse und die synaptische_plastizitaet, die Fähigkeit des Gehirns, sich anzupassen und zu lernen [s73]. Gleichzeitig können zu viele gesättigte Fettsäuren die kognitive Verarbeitung beeinträchtigen [s73]. Hormone, die mit der Nahrungsaufnahme zusammenhängen, wie Leptin und Ghrelin, beeinflussen ebenfalls Lern- und Gedächtnisprozesse [s73]. Wer etwa regelmäßig fettiges Fast Food konsumiert, riskiert nicht nur eine Gewichtszunahme, sondern möglicherweise auch eine Beeinträchtigung der kognitiven Leistungsfähigkeit. Intermittierendes Fasten bietet einen weiteren Ansatz zur Optimierung der Gehirnfunktion. Durch den Wechsel zwischen Essens- und Fastenphasen stellt der Körper seine Energiegewinnung von Glukose auf Fettreserven um. Dabei entstehen Ketone, die das Gehirn als alternative Energiequelle nutzt [s74]. Gleichzeitig steigt die Produktion des hirn-abgeleiteten neurotrophen Faktors (BDNF), der neuronale Plastizität und Stressresistenz fördert [s74]. Auch die Insulinempfindlichkeit verbessert sich, was die Glukoseaufnahme der Neuronen und damit neuroplastische Prozesse begünstigt [s74]. Verschiedene Formen des intermittierenden Fastens, wie zeitlich begrenztes Essen oder periodisches Fasten, wirken sich unterschiedlich auf Stoffwechsel und zirkadiane Rhythmen aus [s74]. Zusätzlich kann intermittierendes Fasten die Darmflora positiv beeinflussen, was über die darmhirnachse die kognitive Funktion unterstützt [s74]. antioxidantien spielen eine wichtige Rolle für die mentale Ausdauer, da sie oxidativem Stress entgegenwirken [s75]. Eine Ernährung mit viel Obst und Gemüse liefert diese wichtigen Schutzstoffe und kann so die Erholung und langfristige Leistungsfähigkeit fördern [s75]. Die Kombination aus körperlicher Aktivität und einer antioxidantienreichen, etwa

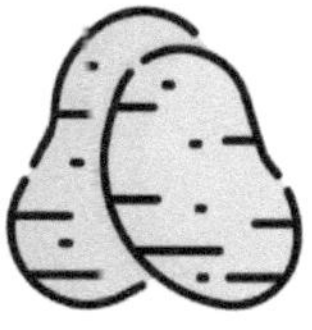

pflanzenbasierten Ernährung, optimiert die Anpassungsfähigkeit des Körpers und kann die Erholungszeit verkürzen [s75].

Mentale Leistung im Zeitverlauf

Veranschaulicht den Einfluss von nachhaltiger Ernährung auf die mentale Leistung.

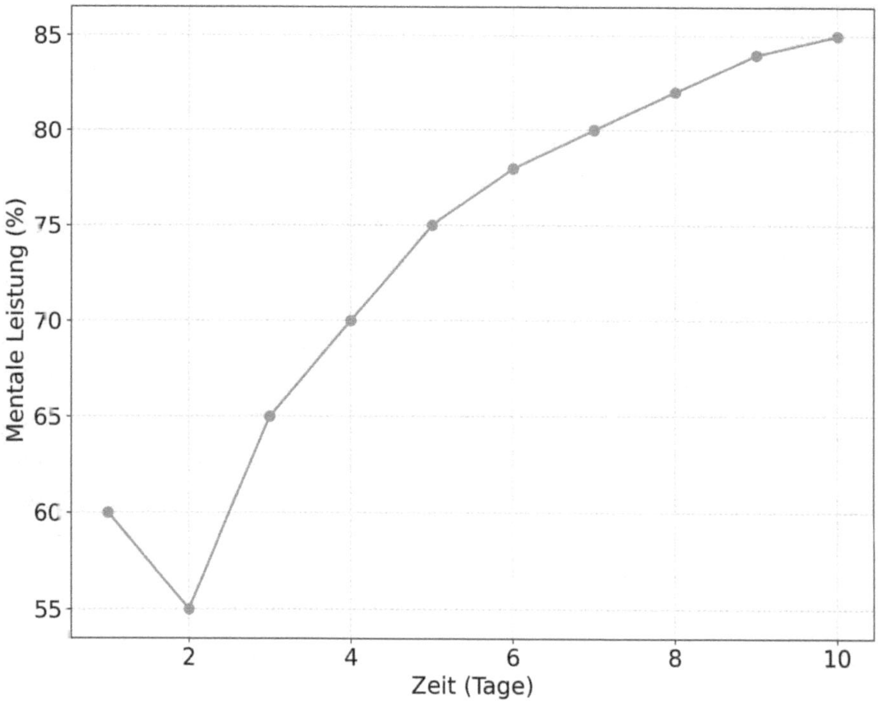

Diese Grafik zeigt, wie eine beständige, gesunde Ernährung zu einer stabilen mentalen Leistung über einen längeren Zeitraum führen kann, wodurch erhebliche Einbrüche vermieden und ein höheres durchschnittliches Leistungsniveau im Vergleich zu einer inkonsistenten Nährstoffaufnahme aufrechterhalten wird. Der anfängliche Rückgang stellt die allgemeine Erfahrung eines Leistungsabfalls ohne ausreichende Energiezufuhr dar, während der anhaltende Anstieg die positiven Auswirkungen einer achtsamen, beständigen Ernährung verdeutlicht.

Ermüdungsvorbeugung

Kontinuierliche kognitive Leistungsfähigkeit hängt nicht nur von Makronährstoffen ab, sondern auch von Mikronährstoffen wie Vitamin B12, Folat und Zink. Ein Mangel dieser Stoffe kann zu Müdigkeit und kognitiven Einbußen führen, zu vergleichen mit einem Motor, der aufgrund von fehlendem Öl nicht rund läuft [s76] [s77]. Umgekehrt fördert eine ausreichende Versorgung mit diesen Mikronährstoffen die Energieproduktion und neuronale Funktion, die Grundlagen mentaler Ausdauer [s77]. Neben der Ernährung kann auch die Umgebung, in der wir uns befinden, unsere mentale Leistungsfähigkeit beeinflussen. Die moderne, oft reizüberflutete Lebenswelt kann unsere Aufmerksamkeitsspanne reduzieren und zu mentaler Erschöpfung führen [s78]. Studien zeigen, dass der Aufenthalt in der Natur Stress, Angst und depressive Verstimmungen reduziert und gleichzeitig die kognitiven Funktionen verbessert [s78]. Schon ein kurzer Spaziergang im Park kann die Konzentration fördern und die mentale Erholung beschleunigen. Mentale Ermüdung ist eine Form psychobiologischer Erschöpfung, die durch anhaltende kognitive Beanspruchung entsteht und die Leistungsfähigkeit mindert [s79]. Diese Ermüdung frühzeitig zu erkennen, ist wichtig, um chronische Erschöpfung oder andere Störungen zu vermeiden [s79]. Die Folgen können von Fehlern im Beruf bis hin zu Verkehrsunfällen reichen, die nicht selten auf übermüdete Fahrer zurückzuführen sind [s79]. Im Unterschied zu Stress, der nicht zwangsläufig mit Müdigkeit einhergeht, beeinträchtigt mentale Ermüdung die Aufmerksamkeit und exekutiven Funktionen [s79]. Antisakkade-Aufgaben, die die Hemmungsreaktionen testen, können helfen, mentale Ermüdung objektiv zu messen [s79]. Die neuronalen Prozesse der mentalen Ermüdung betreffen vor allem die frontalen und okzipitalen Hirnregionen und führen zu einer verminderten kognitiven Leistungsfähigkeit [s79]. entzuendungsprozesse, die durch ungesunde

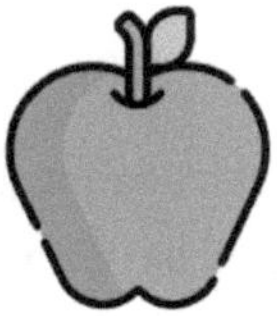

Ernährung begünstigt werden, erhöhen zudem das Risiko für psychische Erkrankungen [s76]. Eine ausgewogene Ernährung mit ausreichend Mikronährstoffen und regelmäßige Aufenthalte in der Natur tragen dazu bei, mentale Ermüdung vorzubeugen und die kognitive Leistungsfähigkeit langfristig zu erhalten.

Gut zu wissen

Kognitive Einbußen

Kognitive Einbußen beschreiben eine Verschlechterung der geistigen Fähigkeiten, wie z.B. Konzentration, Gedächtnis und Entscheidungsfindung. Sie können durch Mikronährstoffmängel, Stress oder Schlafmangel entstehen und die mentale Belastbarkeit reduzieren.

Okzipitale Hirnregionen

Die okzipitalen Hirnregionen sind primär für die Verarbeitung visueller Informationen zuständig. Bei mentaler Ermüdung kann die Verarbeitung visueller Reize beeinträchtigt sein.

Psychobiologische Erschöpfung

Psychobiologische Erschöpfung ist ein Zustand, der sowohl die Psyche als auch den Körper betrifft und durch anhaltende mentale Belastung entsteht. Sie kann zu verminderter Leistungsfähigkeit, Stimmungsschwankungen und körperlichen Beschwerden führen.

Reizüberflutete Lebenswelt

Eine reizüberflutete Lebenswelt, die durch ständige Informationsflut und hohe Anforderungen gekennzeichnet ist, kann zu Stress, mentaler Erschöpfung und einer verringerten Fähigkeit zur Fokussierung führen, was die mentale Widerstandsfähigkeit beeinträchtigt.

Strategien zur Vorbeugung von mentaler Ermüdung

Wirksamkeitsvergleich

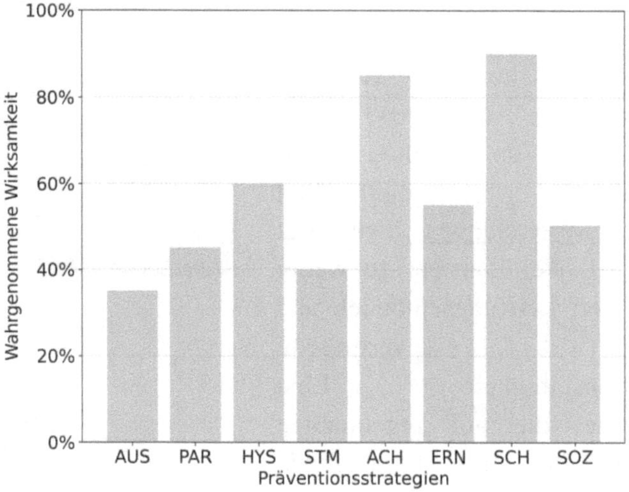

ACH: Achtsamkeit/Meditation

AUS: Ausgeglichene Lebensweise (Arbeit/Leben)

ERN: Ernährung (ausgewogene Mahlzeiten)

HYS: Hydration (Wasserzufuhr)

PAR: Pausen/Bewegung

SCH: Schlaf (7-9 Std.)

SOZ: Soziale Interaktion/Unterstützung

STM: Stimulanzien vermeiden (Koffein, etc.)

Dieses Diagramm zeigt die relative Wirksamkeit verschiedener Strategien zur Vorbeugung von mentaler Ermüdung. Schlaf und Achtsamkeitsübungen scheinen den größten Nutzen zu bringen. Während soziale Interaktion und gesunde Ernährung wichtig sind, ist ihre direkte Auswirkung auf die Verringerung der Müdigkeit diesen Daten zufolge weniger ausgeprägt. Regelmäßige Pausen und ein ausgewogener Lebensstil tragen ebenfalls dazu bei, jedoch in geringerem Maße als Schlaf und Achtsamkeit. Dies deutet darauf hin, dass die Konzentration auf die Schlafqualität und die Einbeziehung von Achtsamkeitstechniken besonders hilfreich bei der Bekämpfung von mentaler Ermüdung sein könnten.

Regenerationsförderung

Regeneration bildet die Grundlage für anhaltende mentale Leistungsfähigkeit. Ausreichend Schlaf ist unabdingbar, da in dieser Zeit Gedächtnisinhalte konsolidiert und neuronale Verbindungen gefestigt werden [s80]. Wer konstant zu wenig schläft, riskiert Leistungseinbußen und eine verringerte Konzentrationsfähigkeit. Eine Schlafhygiene, die auf regelmäßige Schlafzeiten und eine beruhigende Abendroutine achtet, kann die Schlafqualität verbessern und so die Regeneration unterstützen. Neben Schlaf ist auch gezielte Entspannung wichtig, um das Nervensystem zu beruhigen und Stresshormone abzubauen. Entspannungstechniken wie Meditation oder progressive Muskelentspannung können helfen, die mentale Erholung zu beschleunigen und die Widerstandsfähigkeit gegenüber Stress zu erhöhen [s80]. Körperliche Aktivität, ob moderat wie Yoga oder intensiver wie Joggen, fördert ebenfalls die Regeneration, indem sie die Durchblutung des Gehirns verbessert und den Abbau von Stresshormonen unterstützt [s80]. Anstatt nach einem anstrengenden Tag direkt auf die Couch zu fallen, könnte ein Spaziergang an der frischen Luft die Regeneration effektiver fördern. Durch die Kombination von ausreichend Schlaf, Entspannungstechniken und regelmäßiger Bewegung lässt sich ein regenerativer Kreislauf schaffen, der die mentale Ausdauer und Leistungsfähigkeit nachhaltig

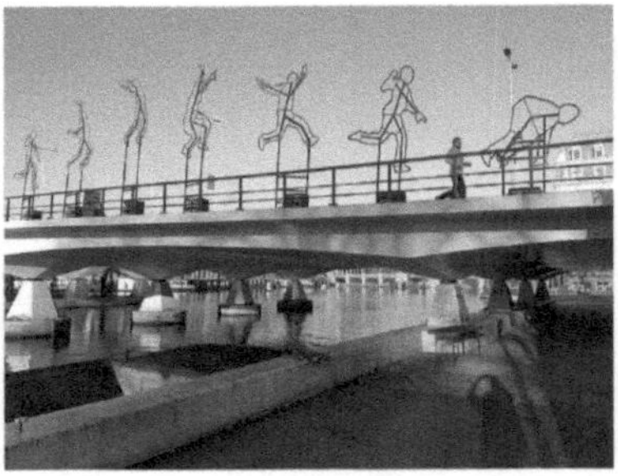

Joggen [i28]

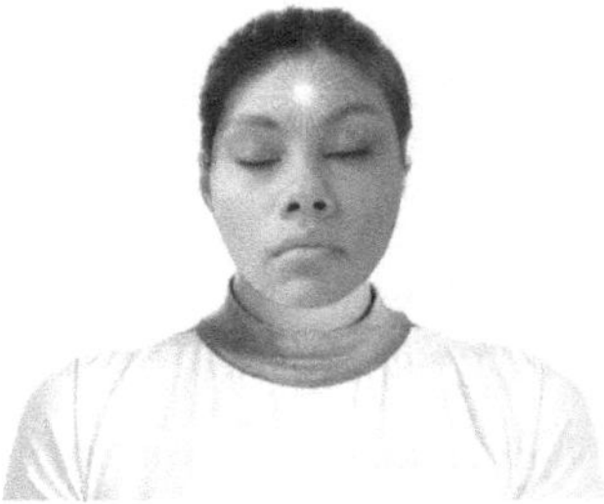

Meditation [i29]

stärkt. Neue Erfahrungen, wie das Erlernen einer Sprache oder eines Instruments, fordern das Gehirn und regen neuronale Anpassungsprozesse an, die wiederum die kognitive Reserve und Flexibilität erhöhen [s81]. So trägt die Integration neuer Herausforderungen im Alltag nicht nur zur Regeneration bei, sondern erweitert auch das mentale Potenzial.

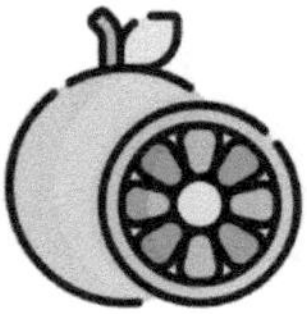

Gut zu wissen

Kognitive Reserve

Die Fähigkeit des Gehirns, trotz Schädigungen oder altersbedingter Veränderungen weiterhin effektiv zu funktionieren. Eine anregende Umgebung und neue Lernerfahrungen können die kognitive Reserve stärken und die mentale Leistungsfähigkeit erhalten.

Neuronale Anpassungsprozesse

Die Fähigkeit des Gehirns, sich durch Veränderungen in seiner Struktur und Funktion an neue Anforderungen anzupassen. Eine abwechslungsreiche Ernährung und geistige Stimulation fördern diese Prozesse und tragen zur Steigerung der mentalen Flexibilität bei.

Neuronale Verbindungen

Die Verknüpfungen zwischen Nervenzellen im Gehirn. Eine gesunde Ernährung mit ausreichend Omega-3-Fettsäuren und Antioxidantien kann den Aufbau und die Stabilität dieser Verbindungen unterstützen und so die mentale Leistungsfähigkeit fördern.

Progressive Muskelentspannung

Eine Entspannungstechnik, bei der durch bewusstes An- und Entspannen verschiedener Muskelgruppen ein Zustand tiefer Entspannung erreicht wird. Diese Methode kann helfen, Stress abzubauen und die mentale Belastbarkeit zu verbessern.

Faktoren der mentalen Regeneration

Sch Schlüsselfaktoren für mentale Erholung.

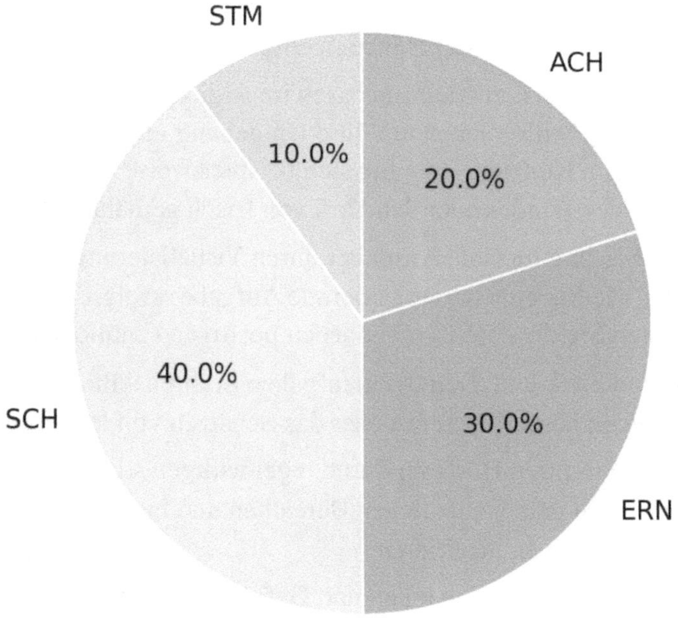

ACH: Achtsamkeit
SCH: Schlaf
ERN: Ernährung
STM: Stressmanagement

Dieses Diagramm hebt die relative Bedeutung verschiedener Faktoren hervor, die zur mentalen Regeneration beitragen. Ausreichend Schlaf spielt eine entscheidende Rolle und unterstreicht die Notwendigkeit von ausreichend Ruhe. Ernährung und Achtsamkeitsübungen tragen ebenfalls wesentlich dazu bei, was die Bedeutung eines ganzheitlichen Ansatzes für das mentale Wohlbefinden verdeutlicht. Stressbewältigung spielt zwar eine weniger prominente, aber dennoch wichtige Rolle für die gesamte mentale Erholung.

Konkrete Ratschläge

- Trainieren Sie Ihre geistige Flexibilität, indem Sie bewusst Tätigkeiten mit Ihrer nicht-dominanten Hand ausführen, beispielsweise Zähneputzen oder Haare kämmen.
- Steigern Sie Ihre mentale Belastbarkeit durch regelmäßiges „Brain Gym": Führen Sie einfache Koordinationsübungen durch, wie gleichzeitiges Kreisen der Hände in entgegengesetzte Richtungen.
- Schaffen Sie sich mentale Ruheoasen im Alltag, indem Sie bewusst Momente der Stille suchen und Ihre Umgebung mit allen Sinnen wahrnehmen. Konzentrieren Sie sich beispielsweise auf das Geräusch des Windes oder den Duft von frisch gemähtem Gras.
- Fördern Sie Ihre mentale Ausdauer durch Visualisierung: Stellen Sie sich vor, wie Sie eine herausfordernde Aufgabe erfolgreich meistern und spüren Sie die damit verbundenen positiven Emotionen.
- Integrieren Sie kleine Denksportaufgaben in Ihren Alltag, wie das Kopfrechnen beim Einkaufen oder das Schätzen von Entfernungen.
- Erweitern Sie Ihren Horizont durch regelmäßigen Austausch mit Menschen aus unterschiedlichen Bereichen und lassen Sie sich von neuen Perspektiven inspirieren.
- Reflektieren Sie Ihre Gedanken und Gefühle regelmäßig, um Ihre mentalen Prozesse besser zu verstehen und Ihre Ausdauer zu stärken.
- Entwickeln Sie ein Mantra, das Sie in Momenten mentaler Erschöpfung unterstützt und Ihre Konzentration zurückbringt.

Rückblick - 3. Optimierung der Gehirnleistung

Die Optimierung Ihrer Gehirnleistung ist ein kontinuierlicher Prozess, der einen ganzheitlichen Ansatz erfordert. Es geht nicht nur darum, einzelne Nährstoffe zuzuführen, sondern vielmehr um ein fein abgestimmtes Zusammenspiel von Ernährung, Bewegung, Stressmanagement und Regeneration. Betrachten Sie Ihr Gehirn wie einen Hochleistungsmotor: Nur mit dem richtigen Treibstoff, regelmäßiger Wartung und ausreichend Ruhephasen kann es seine volle Leistung entfalten und langfristig leistungsfähig bleiben. Beginnen Sie mit der Anpassung Ihrer Ernährung. Integrieren Sie Lebensmittel, die reich an Omega-3-Fettsäuren, B-Vitaminen, Eisen und Zink sind. Fettreicher Fisch, Nüsse, Vollkornprodukte, Hülsenfrüchte und grünes Blattgemüse sind hervorragende Quellen dieser wichtigen Nährstoffe. Achten Sie gleichzeitig darauf, den Konsum gesättigter Fettsäuren und stark verarbeiteter Kohlenhydrate zu reduzieren, da diese Ihre kognitive Leistungsfähigkeit beeinträchtigen können. Kleine Veränderungen, wie der Austausch von Weißbrot durch Vollkornbrot oder der Griff zu einer Handvoll Nüsse anstelle von Schokolade, können bereits einen spürbaren Unterschied machen.

Neben der Ernährung spielt die körperliche Aktivität eine entscheidende Rolle für Ihre Gehirnleistung. Regelmäßige Bewegung fördert die Durchblutung des Gehirns, regt die Produktion neurotropher Faktoren an und unterstützt die neuronale Plastizität. Integrieren Sie Bewegungseinheiten in Ihren Alltag, die Ihnen Spaß machen, sei es Joggen, Schwimmen, Yoga oder einfach nur ein zügiger Spaziergang in der Natur. Schon moderate Bewegung kann Ihre Konzentration und Merkfähigkeit steigern. Verbinden Sie Bewegung idealerweise mit Aufenthalten im Grünen. Studien zeigen, dass die Natur eine beruhigende Wirkung auf unser Nervensystem hat und gleichzeitig die kognitiven Funktionen verbessert. Nutzen Sie Ihre Mittagspause für einen Spaziergang im Park oder verbringen Sie Ihre Wochenenden im Wald, um Ihre mentale Energie aufzutanken.

Ein weiterer wichtiger Aspekt ist das Stressmanagement. Chronischer Stress kann die Blutgefäße verengen, den Blutfluss im Gehirn reduzieren und die kognitiven Funktionen beeinträchtigen. Entspannungstechniken wie Meditation, progressive Muskelentspannung oder Yoga können Ihnen helfen, Stress abzubauen und Ihre mentale Widerstandsfähigkeit zu stärken. Finden Sie eine Methode, die zu Ihnen passt und integrieren Sie sie regelmäßig in Ihren Alltag. Auch ausreichend Schlaf ist essenziell für die Regeneration Ihres Gehirns. Während des Schlafes werden Gedächtnisinhalte konsolidiert und neuronale Verbindungen gefestigt. Achten Sie auf eine regelmäßige Schlafhygiene und schaffen Sie sich eine beruhigende Abendroutine, um Ihre Schlafqualität zu optimieren.

Die Umsetzung dieser Empfehlungen mag zunächst herausfordernd erscheinen. Beginnen Sie mit kleinen Schritten und konzentrieren Sie sich auf einen Bereich, den Sie zuerst angehen möchten. Integrieren Sie die Veränderungen schrittweise in Ihren Alltag und seien Sie geduldig mit sich selbst. Erfolge stellen sich nicht über Nacht ein, sondern sind das Ergebnis kontinuierlicher Bemühungen. Feiern Sie Ihre Fortschritte und lassen Sie sich von Rückschlägen nicht entmutigen. Mit einem ganzheitlichen Ansatz und der richtigen Einstellung können Sie Ihre Gehirnleistung nachhaltig optimieren und Ihr volles mentales Potenzial entfalten. Investieren Sie in Ihre Gehirngesundheit – es ist eine Investition in Ihre Zukunft.

4. Ernährungsumstellung in der Praxis

Wie oft haben Sie sich schon vorgenommen, Ihre Ernährung umzustellen - und sind nach wenigen Tagen in alte Gewohnheiten zurückgefallen? Der Weg zu einer gesünderen Ernährung gleicht einem Navigationssystem: Mit der richtigen Routenführung erreichen Sie Ihr Ziel, auch wenn Sie gelegentlich einen Umweg nehmen müssen. Dieses Kapitel liefert konkrete Werkzeuge für nachhaltige Veränderungen, die sich problemlos in den Alltag integrieren lassen. Erfahren Sie, wie kleine Anpassungen große Wirkung entfalten und welche Strategien Ihnen helfen, dauerhaft am Ball zu bleiben.

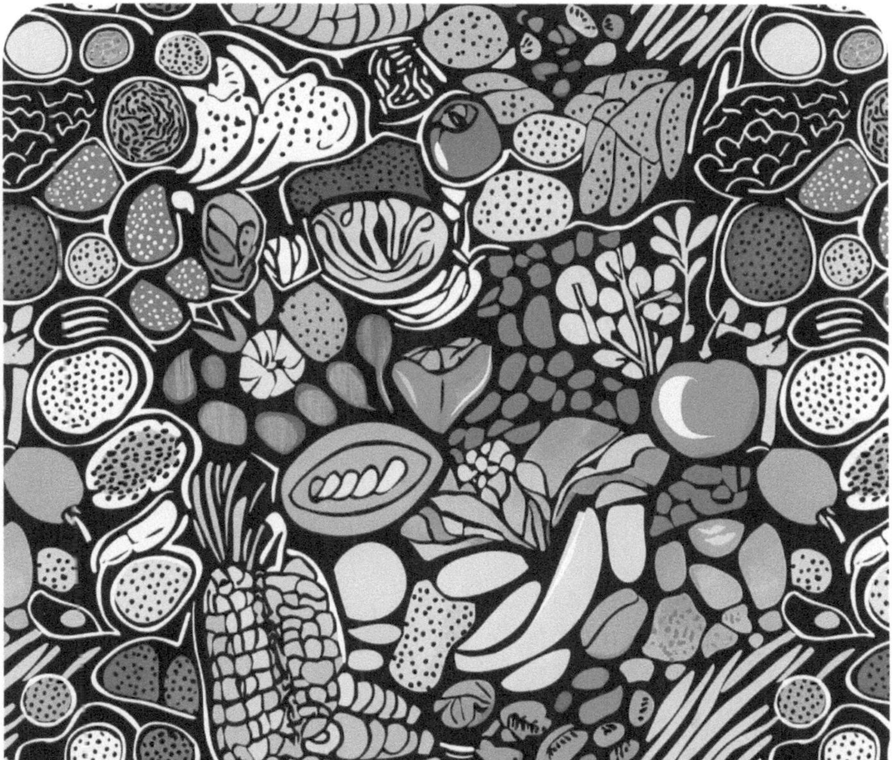

4. 1 Alltagstaugliche Umsetzung

Die Umsetzung einer Ernährungsumstellung im Alltag stellt viele vor Herausforderungen. Mahlzeitenplanung, Einkaufsorganisation und Vorratshaltung sind zentrale Faktoren, die den Erfolg beeinflussen. Von Spontankäufen im Supermarkt bis zum Heißhunger am Abend – dieses Kapitel analysiert die typischen Stolpersteine und zeigt Strategien für eine nachhaltige Ernährungsumstellung. Bereiten Sie sich darauf vor, Ihre Ernährung dauerhaft positiv zu verändern.

Nachhaltige Ernährungsumstellung gelingt durch die Kombination aus geplanter Mahlzeitenvorbereitung, strategischer Einkaufsorganisation und einem durchdachten Vorratssystem.

Mahlzeitenplanung

Mahlzeitenplanung hilft, Ernährung langfristig umzustellen und Ziele wie Gewichtsmanagement oder die Verbesserung der kognitiven Funktionen zu erreichen [s82]. Ein wöchentlicher Einkaufsplan, basierend auf vorher festgelegten Mahlzeiten, spart Zeit und reduziert Spontankäufe, die oft zu ungesunden Lebensmitteln führen [s82]. Das Kochen zu Hause ermöglicht die Kontrolle über Zutaten und Portionsgrößen. Anstatt ungesunde Lebensmittel nur zu reduzieren, kann der komplette Austausch gegen gesündere Alternativen, wie Vollkornprodukte statt Weißbrot oder Obst statt Süßigkeiten, die Ernährungsumstellung vereinfachen [s82]. Gesunde Ernährungsmuster, wie die mediterrane, die DASH- oder die MIND-Diät, bieten gute Vorlagen [s83]. Diese betonen pflanzliche Lebensmittel, Obst, Gemüse, Vollkornprodukte und gesunde Fette, wie Olivenöl [s83]. Auch die traditionelle asiatische Ernährung mit ihren kleinen Portionen und fermentierten Produkten kann als Inspiration dienen [s83]. Integrieren Sie Lebensmittel, die die kognitive Gesundheit fördern, wie unraffinierte Kohlenhydrate, Obst, Gemüse, Hülsenfrüchte, Nüsse und besonders das Frühstück, das Gedächtnis und Aufmerksamkeit beeinflusst [s84]. Reduzieren Sie gleichzeitig gesaettigte_fettsaeuren und Zucker [s84]. Eine ausreichende Flüssigkeitszufuhr rundet die Mahlzeitenplanung ab [s83]. Wenn Sie beispielsweise Mittags oft auswärts essen, planen Sie im Voraus ein gesundes Restaurant oder bereiten Sie sich Ihr Mittagessen zu Hause vor. So vermeiden Sie ungesunde Fast-Food-Optionen. Eine individuell angepasste Ernährungsberatung kann die Umsetzung zusätzlich unterstützen [s85].

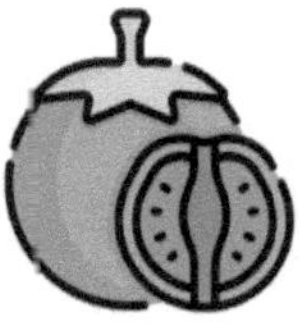

Gut zu wissen

Ernährungsberatung

Professionelle Unterstützung bei der Anpassung der Ernährung an individuelle Bedürfnisse und Ziele, um die Gesundheit von Gehirn und Psyche zu optimieren.

Flüssigkeitszufuhr

Die Aufnahme von ausreichend Flüssigkeit, vorzugsweise Wasser, ist essentiell für alle Körperfunktionen, einschließlich der des Gehirns. Dehydration kann zu Konzentrationsschwierigkeiten und anderen kognitiven Beeinträchtigungen führen.

Gewichtsmanagement

Die bewusste Steuerung des Körpergewichts durch Ernährung und Bewegung, um ein gesundes Gewicht zu erreichen oder zu halten. Dies kann die Gehirnfunktion und die psychische Gesundheit positiv beeinflussen.

Zeitaufwand für Mahlzeiten

Zeitaufwand für verschiedene Mahlzeitenarten.

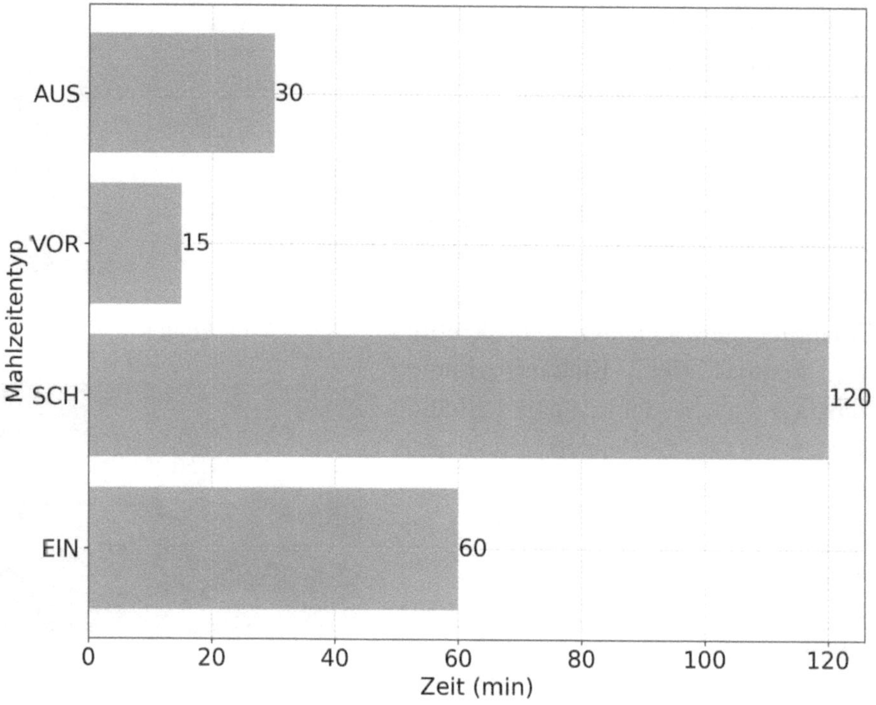

AUS: Ausgedehntes Essen

SCH: Schnelles Essen

EIN: Einfaches Essen

VOR: Mahlzeitenvorbereitung (Woche)

Das Diagramm zeigt den unterschiedlichen Zeitaufwand für verschiedene Arten von Mahlzeiten. Schnelle Mahlzeiten erfordern nur minimale Vorbereitung, während aufwendige Mahlzeiten deutlich mehr Zeit in Anspruch nehmen. Diese Visualisierung hilft, die zeitlichen Kompromisse bei der Mahlzeitenplanung für das geistige Wohlbefinden zu verstehen.

Einkaufsorganisation

Eine durchdachte Einkaufsorganisation ist der Grundstein für eine erfolgreiche Ernährungsumstellung. Sie ermöglicht nicht nur die konsequente Umsetzung des Speiseplans, sondern trägt auch dazu bei, ungesunde Spontankäufe zu vermeiden. [s86] Eine Einkaufsroutine, die sich harmonisch in den Alltag integriert, festigt gesunde Ernährungsgewohnheiten nachhaltig. So könnte der Einkauf immer samstags nach dem Sport erledigt werden. Das verbindet die neue Routine mit einer bereits bestehenden und reduziert so den Aufwand für die bewusste Entscheidungsfindung. [s86] Ein gut strukturierter Einkaufsprozess beginnt idealerweise mit einer Bestandsaufnahme der vorhandenen Lebensmittel. Basierend auf dem Wochenplan wird eine Einkaufsliste erstellt, die nach Lebensmittelkategorien sortiert ist. Diese Ordnung hilft nicht nur, im Supermarkt die Übersicht zu behalten und Zeit zu sparen, sondern minimiert auch das Risiko, vom Plan abzuweichen und ungeplante Lebensmittel zu kaufen. Frische, unverarbeitete Produkte sollten den Hauptteil des Einkaufswagens füllen. Die Anordnung der Lebensmittel im Supermarkt verleitet oft zu ungesunden Impulskäufen. Konzentrieren Sie sich daher auf die äußeren Gänge, in denen in der Regel frische Produkte wie Obst, Gemüse, Milchprodukte und Fleisch angeboten

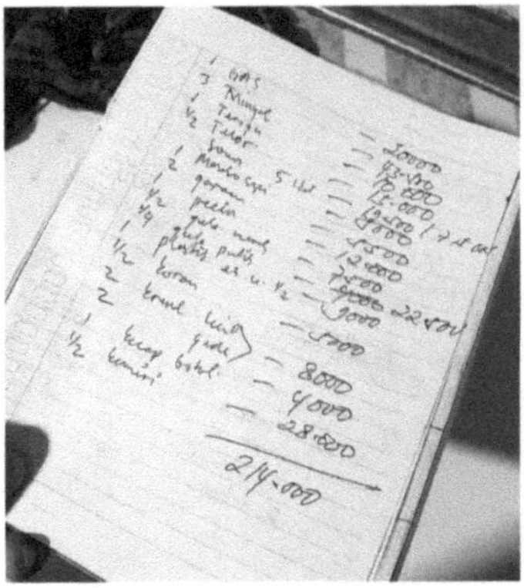

Einkaufsliste [i30]

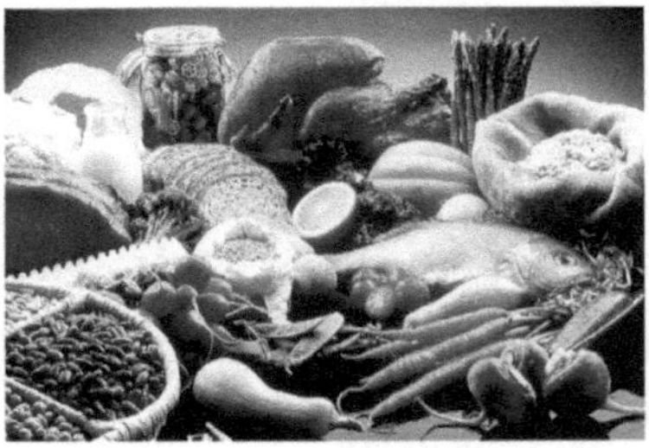

Lebensmittel [i31]

werden. [s87] Verarbeitete Lebensmittel, Snacks und Süßigkeiten befinden sich meist in den mittleren Gängen und sollten gezielt gemieden werden. Auch die Auswahl des Supermarktes kann die Einkaufsorganisation beeinflussen. Kleinere Läden mit einem begrenzten Angebot an verarbeiteten Lebensmitteln können die Versuchung reduzieren, während größere Supermärkte eine umfangreichere Auswahl an frischen Produkten und Spezialitäten bieten. Die Integration von regelmäßigen Familienmahlzeiten in den Wochenplan kann zusätzlich die gesunde Ernährung fördern und den Konsum von kalorienreichen und nährstoffarmen Lebensmitteln reduzieren. [s87] So wird nicht nur die Ernährungsumstellung erleichtert, sondern auch das gemeinsame Essen als positive soziale Erfahrung gefestigt. Gelegentliche Abweichungen vom Einkaufsplan sind dabei normal und beeinflussen den langfristigen Erfolg nicht. [s86] Wichtig ist die kontinuierliche Wiederholung der Routine, um die neuen Verhaltensweisen zu festigen.

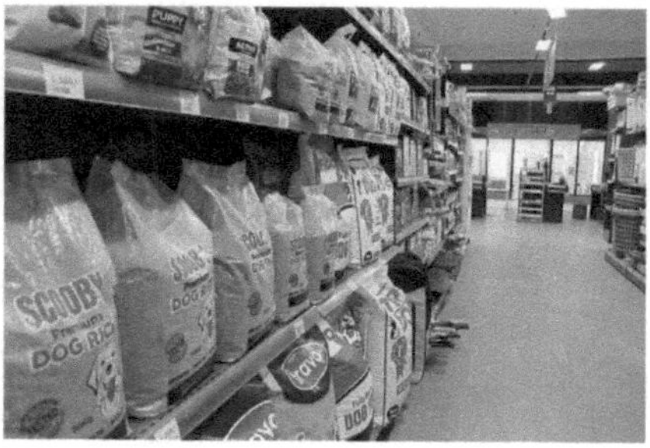

Supermarkt [i32]

Gut zu wissen

Einkaufsroutine

Eine feste Einkaufsroutine hilft, Impulskäufe zu vermeiden und die Auswahl gesunder Lebensmittel für das Gehirn zu priorisieren. Dadurch wird die mentale Stärke und Konzentration gefördert.

Ernährungsumstellung

Eine Ernährungsumstellung wirkt sich positiv auf die Gehirnfunktion aus, indem sie die Versorgung mit essentiellen Nährstoffen optimiert und Entzündungen reduziert, die die kognitive Leistung beeinträchtigen können. Durch eine gezielte Auswahl an Lebensmitteln kann die Stimmung verbessert und Stress reduziert werden.

Impulskäufe

Impulskäufe führen oft zu ungesunden Lebensmitteln, die negative Auswirkungen auf die Gehirnfunktion und das emotionale Wohlbefinden haben können. Sie enthalten häufig Zucker und ungesunde Fette, die Entzündungen fördern und die Stimmung beeinflussen.

Lebensmitteleinkauf für mentales Wohlbefinden

Verteilung von Lebensmittelgruppen für eine optimale Gehirngesundheit.

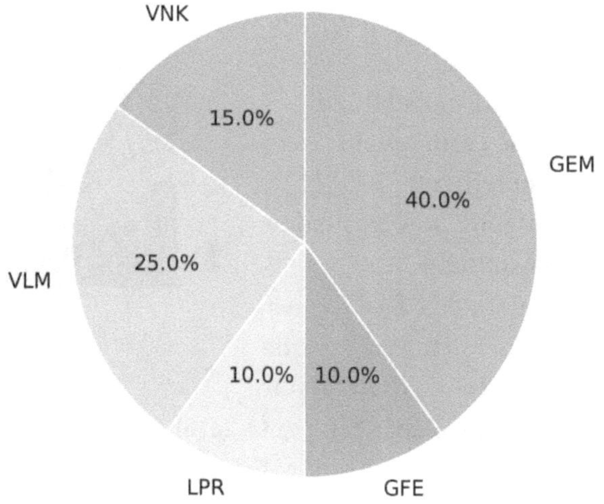

GEM: Gemüse und Obst

GFE: Gesunde Fette (Avocado, Nüsse, Samen)

LPR: Verarbeitete Lebensmittel/Zugesetzter Zucker

VLM: Mageres Eiweiß (Fisch, Geflügel, Bohnen)

VNK: Vollkornprodukte (Hafer, brauner Reis)

Dieses Diagramm unterstreicht die Bedeutung eines ausgewogenen Lebensmittelkaufs für das mentale Wohlbefinden. Die Priorisierung von vollwertigen, unverarbeiteten Lebensmitteln wie Obst, Gemüse und mageren Proteinquellen bildet die Grundlage für ein gesundes Gehirn. Die Begrenzung von verarbeiteten Lebensmitteln, zugesetztem Zucker und ungesunden Fetten hilft, negative Auswirkungen auf Stimmung und kognitive Funktionen zu minimieren. Die Einbeziehung von gesunden Fetten unterstützt eine optimale Gehirnfunktion und trägt zum allgemeinen mentalen Wohlbefinden bei.

Vorratshaltung

Vorratshaltung: Eine gut organisierte Vorratshaltung trägt entscheidend zur erfolgreichen und langfristigen Ernährungsumstellung bei. Sie ermöglicht eine kontinuierliche Versorgung mit gesunden Lebensmitteln und minimiert das Risiko, bei akutem Hunger auf ungesunde Alternativen zurückzugreifen. Ein gut gefüllter Vorratsschrank sollte daher nicht nur Grundnahrungsmittel wie Vollkornnudeln, Reis, Hülsenfrüchte und Nüsse enthalten, sondern auch eine Auswahl an haltbaren Obst- und Gemüsekonserven, die eine schnelle und einfache Zubereitung gesunder Mahlzeiten ermöglichen. Tiefkühlgemüse und -obst bieten ebenfalls eine nährstoffreiche Alternative zu frischen Produkten und sind zudem lange haltbar. Etwa lassen sich Smoothies mit gefrorenen Beeren oder ein schnelles Gemüsegericht mit tiefgekühltem Brokkoli und Blumenkohl zubereiten. Achten Sie bei Konserven auf einen niedrigen Zucker- und Salzgehalt und bevorzugen Sie Produkte in Wasser oder eigenem Saft. Auch eine Auswahl an gesunden Snacks wie Trockenfrüchte, Nüsse oder Vollkorncracker kann helfen, heisshungerattacken zu vermeiden und die Ernährungsumstellung zu erleichtern. Die richtige Lagerung der Lebensmittel spielt ebenfalls eine wichtige Rolle, um die Haltbarkeit zu gewährleisten

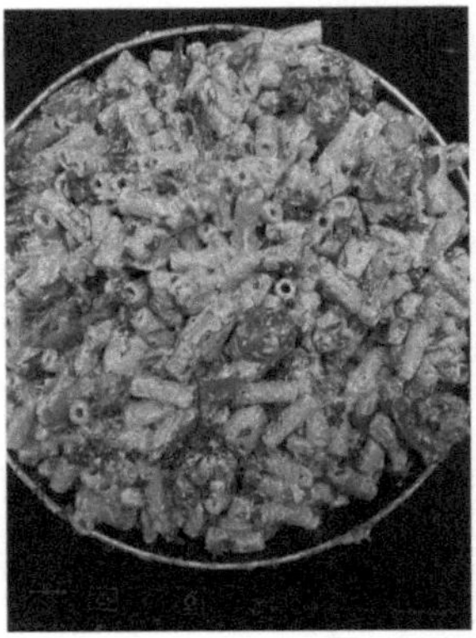

Vollkornnudeln [i33]

und Nährstoffverluste zu minimieren. Trockene Lebensmit luftdichten Behältern aufbewahrt werden, Feuchtigkeit und Schädlingen zu schü Produkte lagern am besten im Kühlsc Obst und Gemüse in separaten Fächer werden sollten, um eine optimale Haltbarkeit zu gewährleisten. So unte durchdachte Vorratshaltung die neue Ernährungsweise in trägt dazu bei, gesunde Essgewohnheiten langfristig zu etat

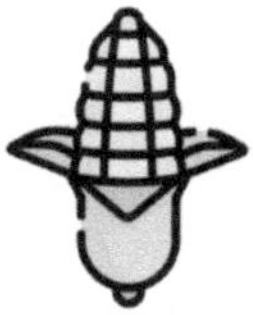

Gut zu wissen

Nährstoffverlust

Nährstoffverluste in Lebensmitteln entstehen durch unsachgemäße Lagerung, zu langes Kochen oder die Einwirkung von Licht und Sauerstoff. Wichtige Vitamine, Mineralstoffe und Antioxidantien, die für die optimale Gehirnfunktion und das psychische Wohlbefinden unerlässlich sind, können dadurch verloren gehen. Eine schonende Zubereitung und die richtige Lagerung der Lebensmittel tragen dazu bei, die Nährstoffe zu erhalten.

Aufteilung der Lebensmittellagerung für mentales Wohlbefinden

Verteilung der Lebensmittellagerung nach Haltbarkeit.

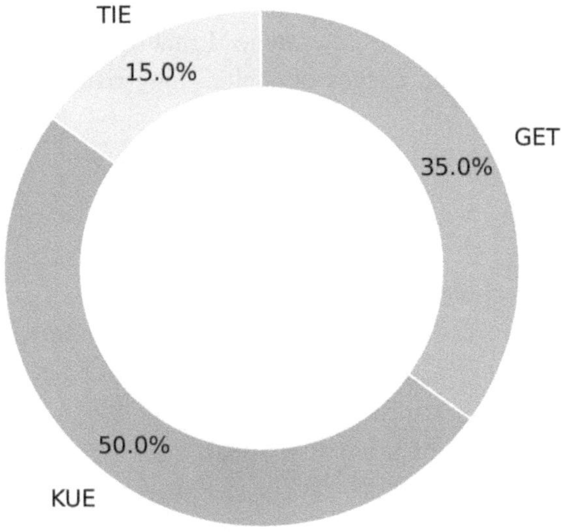

- GET: Getreide (Trockenwaren)
- KUE: Kühlschrank (Frisch)
- TIE: Tiefkühlkost

Der größte Anteil betont leicht verfügbare frische Lebensmittel, die für eine optimale Nährstoffaufnahme entscheidend sind und die Gesundheit des Gehirns unterstützen. Der moderate Anteil an Vorratslebensmitteln sichert eine konstante Versorgung mit essentiellen Nährstoffen, auch bei einem vollen Terminkalender. Der kleinste Anteil, der für Tiefkühlkost vorgesehen ist, bietet bequemen und langfristigen Zugang zu nährstoffreichen Optionen und fördert so konsequent gesunde Essgewohnheiten, die dem mentalen Wohlbefinden zugutekommen.

Konkrete Ratschläge

- Verwandeln Sie Ihre Küche in ein Experimentierlabor und testen Sie wöchentlich ein neues, gesundes Rezept.
- Erstellen Sie eine "Notfall-Snackbox" mit gesunden Leckereien für unerwartete Heißhungerattacken.
- Gehen Sie vor dem Einkauf satt einkaufen, um Impulskäufe zu vermeiden.
- Verabreden Sie sich mit Freunden zum gemeinsamen Kochen, statt zum Essen gehen.
- Tauschen Sie ein Lieblingsgericht durch eine gesündere Variante aus, zum Beispiel selbstgemachte Pizza auf Vollkornbasis.
- Hängen Sie Ihren Speiseplan gut sichtbar auf, um sich täglich daran zu erinnern.
- Belohnen Sie sich für erreichte Ziele, jedoch nicht mit Essen, sondern mit anderen angenehmen Aktivitäten.
- Machen Sie aus dem Kochen ein entspannendes Ritual mit angenehmer Musik und Kerzenschein.
- Beziehen Sie Ihre Familie oder Mitbewohner in Ihre Ernährungsumstellung mit ein, um gegenseitige Unterstützung zu erhalten.
- Dokumentieren Sie Ihre Fortschritte, um Ihre Motivation zu steigern und Erfolge sichtbar zu machen.
- Besuchen Sie einen lokalen Bauernmarkt, um frische und saisonale Produkte zu entdecken.
- Lernen Sie, einfache Gerichte schnell zuzubereiten, um auch im stressigen Alltag gesund zu essen.
- Integrieren Sie gesunde Lebensmittel spielerisch in Ihren Alltag, zum Beispiel Gemüse-Sticks mit selbstgemachtem Dip.

4. 2 Ernährungsmuster

Unsere täglichen Ernährungsgewohnheiten beeinflussen maßgeblich unsere körperliche und geistige Gesundheit. Von der Tageszeit der Nahrungsaufnahme über die Portionsgrößen bis hin zur Nährstoffverteilung – jeder Aspekt spielt eine Rolle für unser Wohlbefinden. Falsche Muster können zu Übergewicht, Stoffwechselstörungen und psychischen Problemen führen, während eine bewusste Gestaltung der Ernährung positive Effekte auf Kognition, Stimmung und Darmgesundheit entfalten kann. Erfahren Sie in diesem Kapitel, wie Sie Ihre Ernährungsmuster optimieren und so Ihre Gesundheit nachhaltig stärken.

Ein gesunder Tagesrhythmus mit regelmäßigen Essenszeiten, idealerweise innerhalb eines 12-Stunden-Fensters und konzentriert auf die erste Tageshälfte, kombiniert mit einer ausgewogenen Nährstoffverteilung, ist essentiell für körperliches und seelisches Wohlbefinden.

Tagesrhythmus

Unser Tagesrhythmus, auch zirkadianer Rhythmus genannt, beeinflusst maßgeblich unsere körperliche und geistige Gesundheit. Er steuert nicht nur Verdauung, Absorption und Metabolismus unserer Nahrung, sondern wirkt sich auch auf kognitive Funktionen, das Mikrobiom und sogar unsere Psyche aus [s88], [s89], [s90]. Eine konsistente tägliche Essdauer von unter 12 Stunden bringt gesundheitliche Vorteile [s88], zu vergleichen mit längeren Essenszeiten, die mit einem erhöhten Risiko für Erkrankungen wie Fettleibigkeit, Typ-2-Diabetes und Herz-Kreislauf-Problemen in Verbindung gebracht werden. Die Konzentration der Kalorienzufuhr auf die erste Tageshälfte optimiert die Insulinempfindlichkeit. Nahrungsaufnahme kurz vor dem Schlafengehen oder während der Nacht sollte vermieden werden [s88]. Das Frühstück beeinflusst die kognitiven Funktionen positiv und verbessert Aufmerksamkeit, Arbeitsgedächtnis und Gedächtnisleistung [s89]. Eine ausgewogene Ernährung über den Tag, reich an unrefinierten Kohlenhydraten, Obst, Gemüse und gesunden Fetten, verringert das Risiko kognitiver Beeinträchtigungen und Demenz [s89]. Auch der Einfluss des Tagesrhythmus auf unser Mikrobiom ist nicht zu unterschätzen [s90]. Dieses reguliert wiederum die körpereigenen zirkadianen Rhythmen. Unregelmäßige und ungesunde Essenszeiten stören diese Rhythmen und werden mit psychischen Erkrankungen assoziiert [s90]. Die zeitliche Steuerung von Nahrungsaufnahme und Fasten – Chrononutrition – bietet eine therapeutische Strategie zur Behandlung psychischer Erkrankungen [s90]. intermittierendes_fasten, mit Varianten wie zeitlich begrenztem Essen, kann die zirkadianen Rhythmen regulieren, indem es die sekundären Oszillatoren im Körper neu einstellt [s91]. Dies ist besonders hilfreich, wenn zentrale und periphere Oszillatoren nicht synchron laufen. Zeitlich begrenztes Essen erhöht die Insulinempfindlichkeit und verbessert die zirkadiane Rhythmik, was sich positiv auf den Stoffwechsel auswirkt [s91]. Es beeinflusst auch die Zusammensetzung des Darmmikrobioms, fördert dessen Diversität und wirkt sich so positiv auf die Gehirngesundheit aus [s91]. Intermittierendes Fasten kann durch die Förderung der Autophagie und die Regulierung von Stoffwechselwegen, die mit der zirkadianen Rhythmik verbunden sind, strukturelle und funktionelle Veränderungen im Gehirn bewirken [s91]. Hunger folgt einem endogenen zirkadianen Rhythmus mit den niedrigsten Werten am Morgen und den höchsten am Abend, unabhängig von der Nahrungsaufnahme [s92]. Nahrung kann zirkadiane Systeme positiv oder negativ beeinflussen, was sich auf Schlaf-Wach-Zyklen, Körpertemperatur, Leistung und Wachsamkeit auswirkt [s92]. Die Kontrolle der Nahrungsaufnahme hängt vom Zusammenspiel metabolischer und hedonischer zirkadianer Gehirnkreisläufe ab [s92]. Schmackhafte Lebensmittel können antizipatorische Aktivitäten und Erregung auslösen, ein Zeichen für die Aktivierung des mesolimbischen Dopaminsystems [s92].

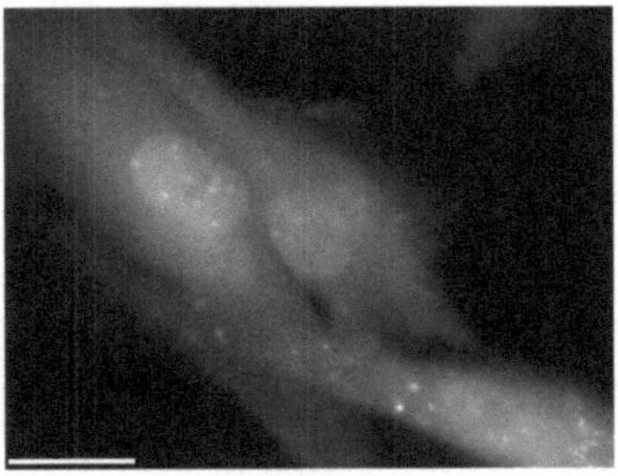

Autophagie [i34]

Gut zu wissen

Insulinempfindlichkeit

Die Insulinempfindlichkeit beeinflusst, wie effektiv der Körper Zucker aus dem Blut in die Zellen transportiert. Eine verringerte Insulinempfindlichkeit kann zu Heißhungerattacken und Stimmungsschwankungen führen.

Mesolimbisch

Das mesolimbische Dopaminsystem ist Teil des Belohnungssystems im Gehirn und wird durch Nahrungsaufnahme aktiviert. Es spielt eine Rolle bei der Motivation, dem Verlangen und der Sucht nach bestimmten Lebensmitteln.

Zirkadianer Rhythmus

Der zirkadiane Rhythmus beeinflusst die Hormonausschüttung, die wiederum den Appetit und die Nahrungsmittelwahl steuert. Störungen dieses Rhythmus können zu ungünstigen Essgewohnheiten und einem erhöhten Risiko für psychische Probleme führen.

Energieniveaus und Nährstoffbedarf

Zusammenhang zwischen Energieniveaus und idealer Nährstoffzufuhr über den Tag.

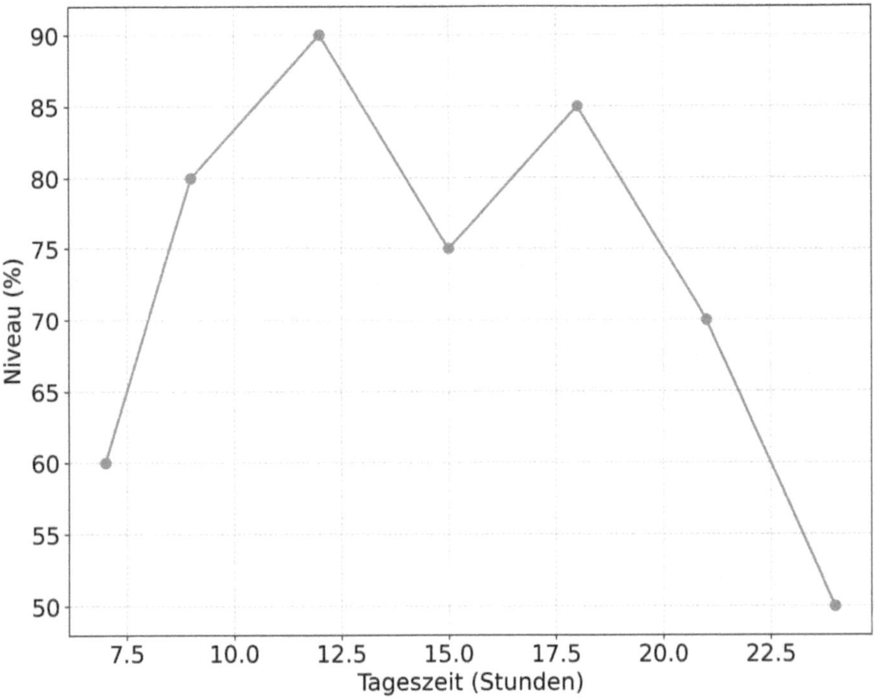

Diese Grafik visualisiert die Schwankungen des Energieniveaus und den entsprechenden Nährstoffbedarf. Die Daten legen nahe, dass ausgewogene Mahlzeiten und Snacks, die auf Energieeinbrüche abgestimmt sind, dazu beitragen können, ein stabiles Energieniveau aufrechtzuerhalten und das geistige Wohlbefinden zu unterstützen. Der Verzehr nährstoffreicher Lebensmittel in Zeiten höheren Energieverbrauchs kann die körperliche und kognitive Leistung optimieren. Umgekehrt verhindern leichtere Mahlzeiten in Phasen niedrigerer Energie eine Überernährung und fördern einen erholsamen Schlaf.

Portionsgrößen

Die Steuerung der Nahrungsmengen, die wir zu uns nehmen, beeinflusst maßgeblich unser Gewicht und unsere Gesundheit. Dabei geht es nicht nur um *was* wir essen, sondern auch um *wie viel*. [s93] Eine bewusste Kontrolle der Portionsgrößen hilft, die Kalorienzufuhr zu regulieren und so ein gesundes Gewicht zu halten oder zu erreichen. [s94] Anstatt bestimmte Lebensmittelgruppen komplett zu streichen, kann eine moderate Reduzierung der Portionsgrößen, besonders bei stark verarbeiteten oder kalorienreichen Produkten, effektiver für die Gewichtskontrolle sein. [s94] So kann beispielsweise der Genuss von Süßigkeiten auf eine kleine, vorportionierte Menge beschränkt werden, was einer täglichen Kalorienzufuhr von etwa 50-100 kcal entspricht. [s94] Auch beim Verzehr von Obst und Gemüse ist die Menge entscheidend. Während 5 Portionen am Tag allgemein empfohlen werden, zeigt sich, dass bereits eine zusätzliche Portion das psychische Wohlbefinden steigern kann. [s95] Ein optimaler Effekt auf die Stimmungslage wird mit 7 bis 8 Portionen pro Tag erreicht. [s95] Verschiedene Ernährungsweisen demonstrieren die Bedeutung angepasster Portionsgrößen. Sowohl die mediterrane, als auch die DASH- und die MIND-Diät empfehlen kontrollierte Mengen, insbesondere bei Fleisch, Fett und Zucker. [s96] Die traditionelle japanische Küche setzt auf vielfältige Gerichte in kleinen Portionen, was Überessen vorbeugt. [s96] Ob zu Hause oder im Restaurant: wählen Sie bewusst die Menge an Lebensmitteln, die Ihr Körper tatsächlich benötigt. [s93] Eine einzelne, zu große Mahlzeit kann schnell die empfohlene Tageskalorienmenge überschreiten. [s93]

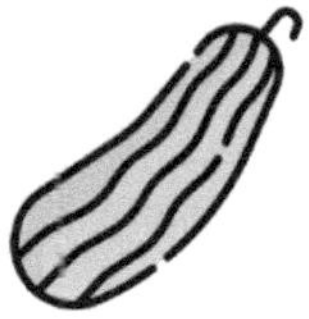

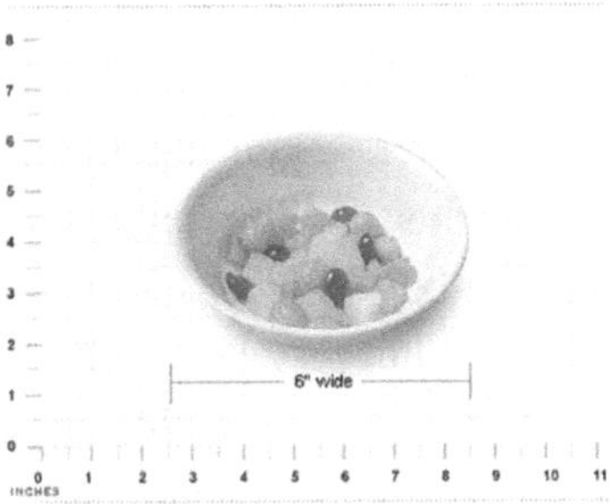

Portionsgröße [i35]

Gut zu wissen

Gewichtskontrolle

Ein stabiles und gesundes Gewicht unterstützt die langfristige Gesundheit des Gehirns. Sowohl Übergewicht als auch Untergewicht können negative Auswirkungen auf die kognitive Funktion und das psychische Wohlbefinden haben.

Kalorienzufuhr

Die richtige Kalorienzufuhr spielt eine entscheidende Rolle für die optimale Funktion des Gehirns. Ein Kaloriendefizit kann zu Konzentrationsschwierigkeiten und verminderter Leistungsfähigkeit führen, während eine übermäßige Kalorienzufuhr das Risiko für kognitive Beeinträchtigungen im Alter erhöhen kann.

Mediterrane Diät

Die mediterrane Ernährungsweise, reich an Obst, Gemüse, Olivenöl und Fisch, wirkt sich positiv auf die Gehirngesundheit aus und kann das Risiko für neurodegenerative Erkrankungen reduzieren.

MIND-Diät

Die MIND-Diät (Mediterranean-DASH Intervention for Neurodegenerative Delay) kombiniert Elemente der mediterranen und der DASH-Diät und zielt darauf ab, das Risiko für Alzheimer und andere Demenzerkrankungen zu verringern.

Einfluss der Portionsgrößen auf die Stimmung

Stimmungsveränderungen basierend auf den Portionsgrößen der Lebensmittelgruppen

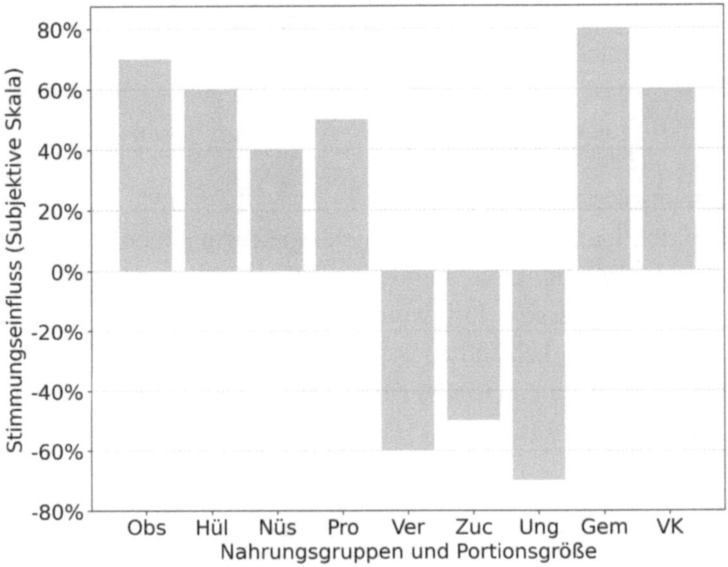

Gem: Gemüse (1 Tasse)

Hül: Hülsenfrüchte (1/2 Tasse)

Nüs: Nüsse/Samen (1/4 Tasse)

Obs: Obst (1 Portion)

Pro: Mageres Protein (3oz)

Ung: Ungesunde Fette (1 EL)

Ver: Verarbeitete Lebensmittel (1 Portion)

VK: Vollkornprodukte (1/2 Tasse)

Zuc: Zuckerhaltige Getränke (1 Dose)

Diese Tabelle veranschaulicht den potenziellen Einfluss verschiedener Portionsgrößen über verschiedene Lebensmittelgruppen hinweg auf die Stimmung und das allgemeine psychische Wohlbefinden. Der Verzehr ausreichender Mengen an Obst, Gemüse und Vollkornprodukten scheint positiv zu einer ausgeglichenen Stimmung beizutragen. Umgekehrt kann eine übermäßige Aufnahme von verarbeiteten Lebensmitteln, zuckerhaltigen Getränken und ungesunden Fetten mit negativen Stimmungsschwankungen und einer verminderten kognitiven Funktion korrelieren. Die Aufrechterhaltung ausgewogener Portionen über alle Lebensmittelgruppen ist der Schlüssel für eine optimale Gehirngesundheit und emotionale Stabilität.

Nährstoffverteilung

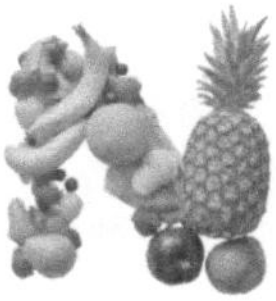

ährstoffverteilung, also die Zusammensetzung unserer Ernährung hinsichtlich Makro- und Mikronährstoffen, beeinflusst nicht nur unsere körperliche, sondern auch unsere geistige Gesundheit. Eine optimale Nährstoffversorgung ist die Grundlage für effiziente kognitive Prozesse und emotionale Stabilität. Während eine ausreichende Zufuhr von Makronährstoffen – Kohlenhydraten, Proteinen und Fetten – den Energiebedarf deckt, sind Mikronährstoffe wie Vitamine und Mineralstoffe für zahlreiche Stoffwechselvorgänge im Gehirn unerlässlich [s97]. Eine unausgewogene Ernährung mit einem Übermaß an gesättigten Fettsäuren kann die molekularen Grundlagen kognitiver Prozesse beeinträchtigen und das Risiko neurologischer Störungen erhöhen [s98]. Umgekehrt fördert eine Ernährung, die reich an omegafettsaeuren ist, die synaptische Funktion und unterstützt damit kognitive Leistungen [s98]. Auch Hormone, die im Magen-Darm-Trakt produziert werden, wie Leptin, Ghrelin und GLP-1, beeinflussen die kognitiven Funktionen und Emotionen und werden durch die Zusammensetzung der Nahrung moduliert [s98]. So kann z.B. eine ballaststoffreiche Ernährung, wie sie in der traditionellen asiatischen Küche üblich ist – mit viel Vollkorn, Fisch, Gemüse und fermentierten Lebensmitteln – nicht nur das Risiko für Stoffwechsel- und Herz-Kreislauf-Erkrankungen senken, sondern auch die Darmgesundheit und damit indirekt die psychische Gesundheit positiv beeinflussen [s97] [s99]. Antioxidantien, reichlich vorhanden in Beeren und einigen Vitaminen, schützen das Gehirn vor oxidativem Stress und tragen zur kognitiven Leistungsfähigkeit bei [s98]. Eine kalorienreduzierte Ernährung kann ebenfalls positive Effekte auf die synaptische_plastizitaet haben und oxidative Schäden im Gehirn reduzieren [s98]. Dabei ist die Kombination von Ernährungsumstellung und Bewegung besonders

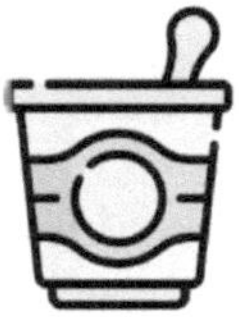

wirksam, da sich die positiven Effekte auf die synaptische Plastizität und kognitive Funktion addieren [s98].

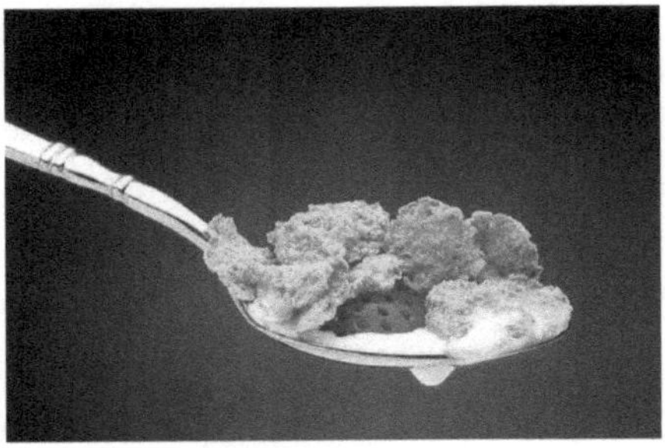

Makronährstoff [i36]

Gut zu wissen

Makronährstoffe

Makronährstoffe wie Kohlenhydrate, Proteine und Fette liefern Energie und sind essentiell für den Aufbau und die Funktion von Gehirnzellen. Ein ausgewogenes Verhältnis dieser Nährstoffe unterstützt die kognitive Leistungsfähigkeit und das emotionale Gleichgewicht.

Mikronährstoffe

Mikronährstoffe, darunter Vitamine und Mineralstoffe, sind für die Signalübertragung im Gehirn, den Schutz vor oxidativem Stress und die Regulierung von Neurotransmittern unerlässlich. Mängel können zu kognitiven Beeinträchtigungen und Stimmungsschwankungen führen.

Nährstoff-Timing und mentales Wohlbefinden

Auswirkungen des Timings und der Menge der Nährstoffaufnahme auf Stimmung und kognitive Funktionen.

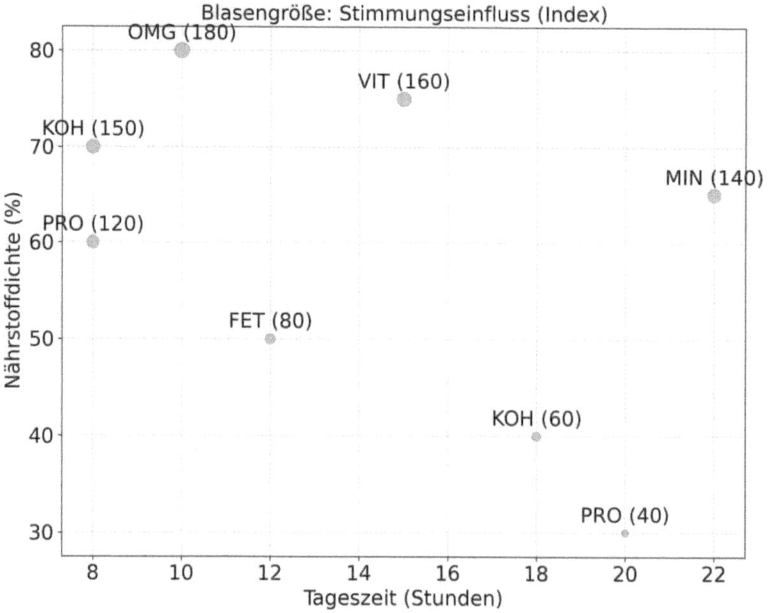

Blasengröße: Stimmungseinfluss (Index)

FET: Gesunde Fette	KOH: Komplexe Kohlenhydrate
MIN: Mineralien	OMG: Omega-3
PRO: Protein	VIT: Vitamine

Diese Grafik deutet auf einen Zusammenhang zwischen einer ausgewogenen Nährstoffverteilung über den Tag und einem positiven mentalen Wohlbefinden hin. Größere Blasen weisen auf eine größere positive Wirkung hin. Der morgendliche Verzehr von komplexen Kohlenhydraten und Proteinen scheint für anhaltende Energie und Konzentration von Vorteil zu sein. Regelmäßig konsumierte Omega-3-Fettsäuren scheinen für die Stimmungsstabilität entscheidend zu sein. Während eine ausreichende Zufuhr von Vitaminen und Mineralstoffen wichtig ist, scheint das Timing weniger kritisch zu sein als bei Makronährstoffen.

Konkrete Ratschläge

- Gestalten Sie Ihre Mahlzeiten abwechslungsreich, indem Sie innerhalb einer Woche kein Gericht zweimal zubereiten.
- Essen Sie bewusst langsamer, indem Sie jeden Bissen mindestens zwanzig Mal kauen, um Ihre Sättigungswahrnehmung zu verbessern.
- Trinken Sie zwischen den Mahlzeiten Kräutertees oder Wasser mit Zitronen- oder Gurkenscheiben, um Heißhunger zu vermeiden.
- Variieren Sie Ihre Essenszeiten minimal, um Ihren Körper an einen festen Rhythmus zu gewöhnen und Heißhungerattacken vorzubeugen.
- Richten Sie Ihren Fokus auf die positiven Aspekte Ihrer Ernährungsumstellung, wie gesteigerte Energie und Wohlbefinden.
- Verwenden Sie kleinere Teller und Besteck, um Ihre Portionsgrößen optisch zu reduzieren und so weniger zu essen.
- Beginnen Sie jede Mahlzeit mit einem Salat oder einer Suppe, um früher ein Sättigungsgefühl zu erreichen.
- Integrieren Sie täglich eine "Ruhepause" von allen Bildschirmen, um Stress zu reduzieren und achtsamer zu essen.
- Reflektieren Sie wöchentlich Ihre Ernährungsmuster und passen Sie diese an Ihre individuellen Bedürfnisse an.
- Tauschen Sie sich mit Gleichgesinnten über Ihre Erfahrungen aus, um Motivation und Inspiration für neue Ernährungsmuster zu finden.
- Entwickeln Sie ein persönliches Ritual vor jeder Mahlzeit, wie ein kurzer Moment der Dankbarkeit, um bewusster zu essen.
- Erkunden Sie neue Geschmackserlebnisse, indem Sie unbekannte Gewürze und Kräuter in Ihre Gerichte integrieren.

4. 3 Verhaltensanpassung

Verhaltensanpassung ist zentral für eine erfolgreiche Ernährungsumstellung. Sie beeinflusst maßgeblich, wie wir neue Ernährungsgewohnheiten etablieren und langfristig aufrechterhalten. Dabei spielen Gewohnheitsbildung, Hindernisbewältigung und individuelle Motivationsstrategien eine entscheidende Rolle. Doch der Weg zur Veränderung ist nicht immer einfach: Herausforderungen und Rückschläge sind Teil des Prozesses. Neuronale Verknüpfungen, hormonelle Einflüsse und soziale Faktoren wirken zusammen und prägen unser Essverhalten. Stress, mangelnde Ressourcen oder ungesunde Bewältigungsmechanismen können die Umsetzung erschweren. Die richtige Balance zwischen Selbstregulation, sozialer Unterstützung und einem realistischen Zielbild ist entscheidend. Erfahren Sie in diesem Kapitel, wie Sie Ihre Verhaltensmuster analysieren und durch gezielte Strategien Ihre Ernährungsumstellung erfolgreich meistern.

Nachhaltige Verhaltensänderung, insbesondere in der Ernährung, gelingt durch das Zusammenspiel von Selbstwirksamkeit, realistischen Zielen, Selbstregulation, sozialer Unterstützung und regelmäßiger Bewegung.

Gewohnheitsbildung

Gewohnheiten entstehen durch wiederholte Handlungen, die im Laufe der Zeit automatisiert werden. Dieser Prozess wird durch neuronale Verknüpfungen im Gehirn gefestigt, die durch die wiederholte Aktivierung bestimmter neuronaler Schaltkreise entstehen [s100]. Die Ernährung wirkt dabei auf mehreren Ebenen. Hormone, die durch die Nahrungsaufnahme ausgeschüttet werden, wie Leptin und Ghrelin, beeinflussen nicht nur das Essverhalten, sondern auch kognitive Funktionen wie Gedächtnisbildung und synaptische_plastizitaet [s100]. Eine ausgewogene Nährstoffzufuhr, insbesondere von omegafettsaeuren, unterstützt diese Prozesse und fördert somit die Bildung und Aufrechterhaltung von Gewohnheiten. Ein Nährstoffmangel kann hingegen kognitive Defizite verursachen und das Lernen erschweren. Soziale Beziehungen und Spiritualität spielen ebenfalls eine wichtige Rolle. Soziale Unterstützung stärkt die Motivation und hilft, neue Verhaltensweisen langfristig zu etablieren [s101]. Spiritualität, etwa die Konzentration auf innere Werte, kann gesundheitsfördernde Verhaltensweisen und damit die Bildung positiver Gewohnheiten unterstützen [s102]. Gesundheitsfördernde Verhaltensweisen können etwa durch die Integration in den Alltag

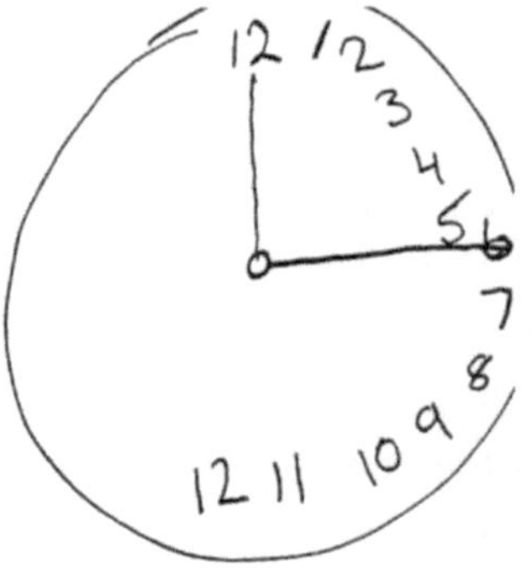

Kognitive Defizite [i37]

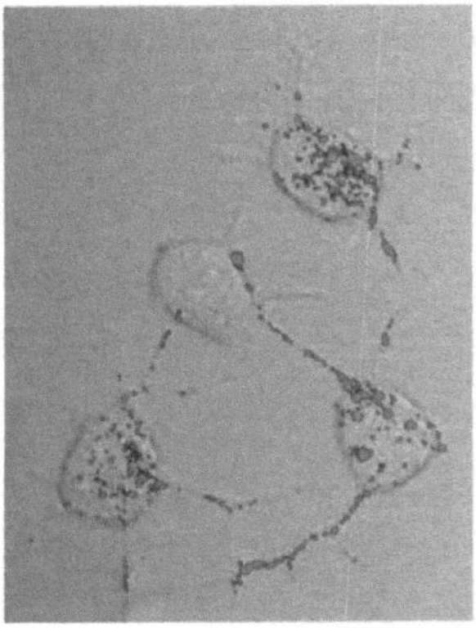

Neuronale Verknüpfungen [i38]

etabliert werden. Wer täglich einen Spaziergang einplant und diesen mit einem Freund oder einer Freundin verbindet, kombiniert Bewegung mit sozialer Interaktion und festigt so gleich zwei positive Gewohnheiten.

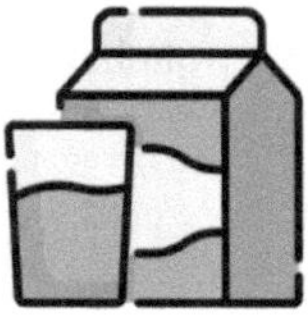

Gut zu wissen

Kognitive Defizite

Kognitive Defizite beschreiben Beeinträchtigungen der geistigen Fähigkeiten, wie z.B. des Gedächtnisses, der Aufmerksamkeit oder der Konzentration. Sie können durch verschiedene Faktoren, darunter Nährstoffmängel, verursacht werden. Eine ausreichende Versorgung mit Mikronährstoffen wie Eisen, Zink und Jod ist wichtig für die kognitive Funktion und kann dazu beitragen, kognitive Defizite zu verhindern oder zu verbessern.

Neuronale Verknüpfungen

Die Bildung neuronaler Verknüpfungen im Gehirn ist die Grundlage für Lernen und Verhaltensänderungen. Eine optimale Nährstoffversorgung, insbesondere mit B-Vitaminen und Cholin, unterstützt die Bildung und Funktion dieser Verbindungen und fördert so die Anpassungsfähigkeit an neue Situationen.

Gewohnheitsbildung im Laufe der Zeit

Veranschaulicht den typischen Aufwand zur Bildung einer neuen Gewohnheit.

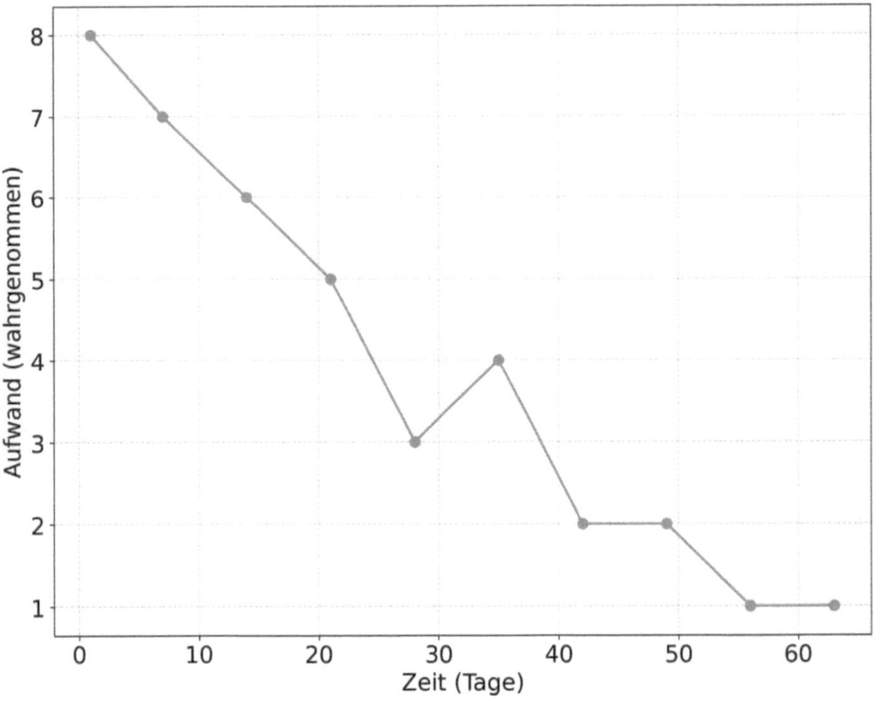

Zu Beginn ist ein erheblicher Aufwand erforderlich, um das neue Verhalten zu etablieren. Dieser Aufwand nimmt allmählich ab, wenn das Verhalten automatisch wird und in den Alltag integriert wird. Schließlich wird das Verhalten zur Gewohnheit und erfordert nur minimale bewusste Anstrengung. Schwankungen können auftreten, die Herausforderungen oder Rückschläge darstellen, aber der allgemeine Trend geht zu weniger Aufwand und erhöhter Automatisierung.

Hindernisbewältigung

Hindernisbewältigung ist eng mit der Aufrechterhaltung von Verhaltensänderungen verknüpft und erfordert Strategien zur Bewältigung von Stressoren. Coping, ein psychologisches Werkzeug zur Stressbewältigung, umfasst proaktive und reaktive Strategien [s103]. Proaktives Coping bedeutet, Stressoren direkt anzugehen, während reaktives Coping auf die Vermeidung von Stressoren abzielt. Coping-Stile, relativ stabile Verhaltensmuster, unterscheiden sich von situationsspezifischen Reaktionen. Wie man mit Problemen umgeht, beeinflusst die langfristige Veränderung: Gesunde Mechanismen fördern positive Entwicklungen, ungesunde bieten kurzfristige Linderung mit potenziell negativen Konsequenzen [s103]. Die frühkindliche Betreuung beeinflusst die Entwicklung von Bewältigungsstrategien in der Kindheit und wirkt als Mediator für die Auswirkungen von Stress [s104]. Ein fürsorglicher Erziehungsstil kann Stressreaktionen bei Kindern abmildern und ihre Entwicklung fördern, selbst in schwierigen Umgebungen. Elterliche Unterstützung und positive Erziehungspraktiken können die negativen Auswirkungen von Armut auf die kindliche Entwicklung abschwächen [s104]. Die Aufrechterhaltung von Verhaltensänderungen hängt von mehreren Faktoren ab, darunter Motivation, Selbstregulation, Ressourcen und Umweltfaktoren [s105]. Die Motivation zur Beibehaltung einer Verhaltensänderung ist stark, wenn positive Ergebnisse eintreten, die Aktivität Freude bereitet oder mit den eigenen Werten übereinstimmt. Selbstregulation ist entscheidend, um neue Verhaltensweisen aktiv zu steuern und Schwierigkeiten zu meistern. Diese

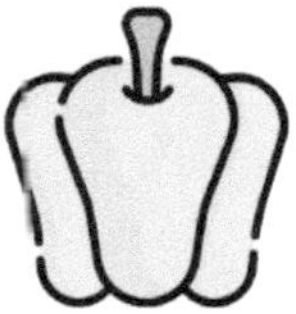

Fähigkeit kann schwanken und ist essentiell für den langfristigen Erfolg [s105]. Ausreichende Ressourcen, sowohl psychisch als auch physisch, sind wichtig, um Rückfälle in alte Gewohnheiten zu vermeiden. Eine unterstützende Umgebung und soziale Kontakte erhöhen die Wahrscheinlichkeit, dass neue Verhaltensweisen beibehalten werden [s105]. Wer beispielsweise seine Ernährung umstellt und regelmäßig Sport treibt, profitiert von sozialer Unterstützung durch Freunde oder Familie, die die neuen Gewohnheiten bestärken und in schwierigen Phasen motivieren.

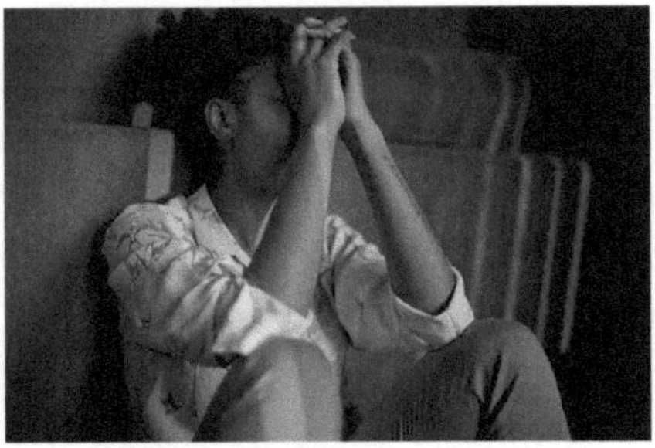

Stressoren [i39]

Häufige Barrieren für Veränderungen

Relative Auswirkungen häufiger Hindernisse für die Annahme gesünderer Essgewohnheiten für das mentale Wohlbefinden.

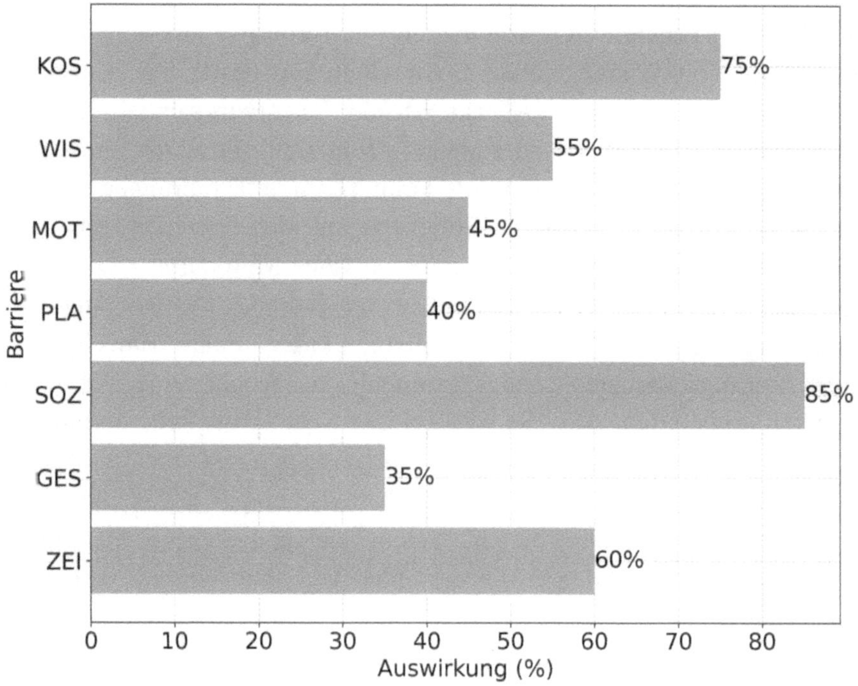

GES: Geschmackspräferenzen
MOT: Motivation
SOZ: Sozialer Druck
ZEI: Zeit
KOS: Kosten
PLA: Planung
WIS: Wissen

Dieses Diagramm hebt die unterschiedlichen Auswirkungen häufiger Barrieren hervor. Motivation und Zeit erscheinen als bedeutende Hindernisse, was darauf hindeutet, dass Interventionen, die sich auf diese Bereiche konzentrieren, besonders nützlich sein könnten. Während Planung und Wissen vorhanden sind, deutet ihre geringere Auswirkung darauf hin, dass sie für viele Menschen weniger kritische Barrieren darstellen.

Motivationsstrategien

Motivationsstrategien bilden das Fundament für nachhaltige Verhaltensänderungen, insbesondere im Kontext von Ernährung und Psyche. Die Integration neuer Ernährungsgewohnheiten erfordert nicht nur die Aneignung von Wissen, sondern vor allem die beständige Umsetzung im Alltag. Ein wichtiger Aspekt ist die Selbstwirksamkeit, also die Überzeugung, Verhaltensänderungen erfolgreich umsetzen zu können [s106]. Diese Überzeugung wird durch positive Erfahrungen gestärkt. Wer initial kleine, realistische Ziele setzt und diese erreicht, erfährt ein Gefühl der Kontrolle und steigert so die Motivation für weitere Schritte. Anstatt sich beispielsweise direkt einer radikalen Ernährungsumstellung zu unterziehen, kann man zunächst den Zuckerkonsum reduzieren oder zweimal pro Woche eine vollwertige Mahlzeit zubereiten. Die Selbstregulation, die Fähigkeit, Impulse zu kontrollieren und langfristige Ziele zu verfolgen, ist ebenfalls zentral für den Erfolg [s107]. Kognitive Verhaltenstherapie (KVT) kann hier wertvolle Unterstützung bieten, indem sie maladaptive Denkmuster identifiziert und verändert, die gesunde Verhaltensweisen verhindern. Ein weiterer wichtiger Faktor ist die soziale Unterstützung. Der Austausch mit Gleichgesinnten, die die eigenen Ziele teilen, kann die Motivation stärken und in schwierigen Phasen Rückhalt bieten [s106]. Regelmäßiges Feedback und positive Verstärkung durch Freunde, Familie oder therapeutische Gruppen erhöhen die Wahrscheinlichkeit, neue Ernährungsgewohnheiten dauerhaft zu integrieren. Wer seine Fortschritte dokumentiert, etwa in einem Ernährungstagebuch oder einer App, verstärkt das Bewusstsein für positive Veränderungen und hält die Motivation aufrecht. Physische Aktivität spielt ebenfalls eine wichtige Rolle. Sport fördert nicht nur die körperliche Gesundheit [s108], sondern wirkt sich auch positiv auf die Psyche aus [s106]. Regelmäßige Bewegung steigert das Selbstwertgefühl, reduziert Stress und verbessert die Stimmung.

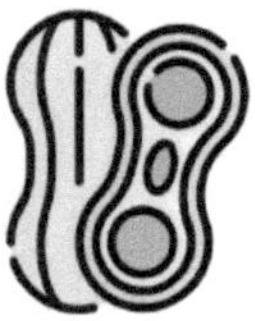

was wiederum die Motivation für weitere positive Lebensstiländerungen stärkt. Die Kombination aus realistischen Zielen, Selbstregulation, sozialer Unterstützung und körperlicher Aktivität schafft eine solide Basis für langfristige, positive Veränderungen im Bereich Ernährung und Psyche.

Gut zu wissen

Maladaptive Denkmuster

Maladaptive Denkmuster sind negative oder unrealistische Gedanken, die das Verhalten und die Emotionen einer Person beeinflussen und oft zu Problemen führen. Im Bereich Ernährung und Psyche können solche Denkmuster beispielsweise zu ungesunden Essgewohnheiten, einem negativen Körperbild oder emotionalem Essen beitragen.

Selbstwirksamkeit

Selbstwirksamkeit im Kontext von Ernährung und Psyche beschreibt das Vertrauen einer Person in ihre Fähigkeit, ihre Ernährung erfolgreich umzustellen und langfristig positive Veränderungen zu bewirken. Eine hohe Selbstwirksamkeit kann zu mehr Motivation und Ausdauer im Prozess der Verhaltensänderung führen.

Motivationsstrategien für Verhaltensänderungen

Verteilung effektiver Motivationsstrategien, die das mentale Wohlbefinden durch Ernährungsumstellungen beeinflussen.

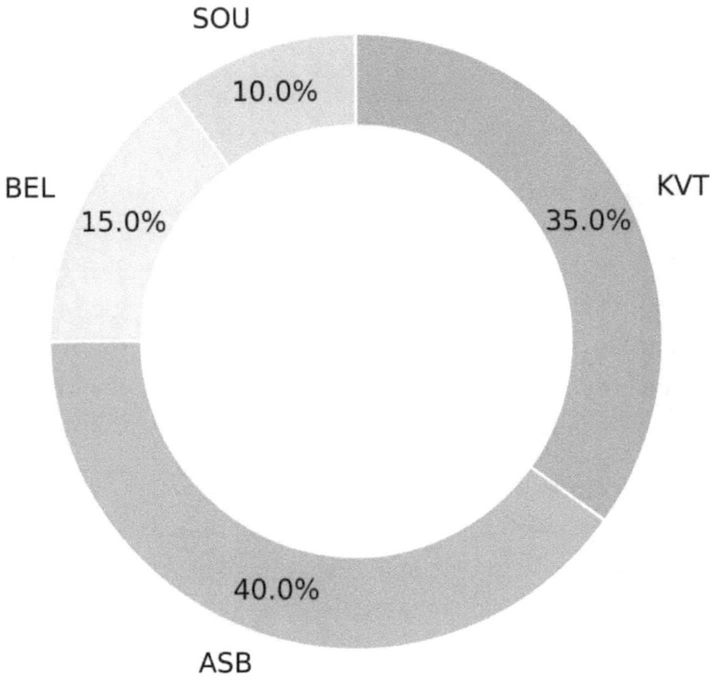

ASB: Achtsamkeit und Selbstmitgefühl
BEL: Belohnungssysteme
KVT: Kognitive Verhaltenstherapie
SOU: Soziale Unterstützung

Achtsamkeits- und Selbstmitgefühlsübungen stellen einen erheblichen Teil erfolgreicher Strategien dar und unterstreichen die Bedeutung der intrinsischen Motivation und Selbstakzeptanz beim Erreichen von Ernährungszielen. Techniken der kognitiven Verhaltenstherapie bieten einen praktischen Rahmen für die Bewältigung negativer Gedankenmuster und die Förderung nachhaltiger Veränderungen. Der zwar geringere, aber dennoch vorhandene Beitrag von Belohnungssystemen und sozialer Unterstützung unterstreicht den Nutzen positiver Verstärkung und Gemeinschaft bei der Förderung der Einhaltung gesunder Ernährungsgewohnheiten.

Konkrete Ratschläge

- Verankern Sie neue Ernährungsgewohnheiten in Ihrem Alltag, indem Sie diese mit bereits bestehenden Ritualen verbinden, wie zum Beispiel dem morgendlichen Kaffee.
- Nutzen Sie die Kraft der Sinne: Umgeben Sie sich beim Essen mit Düften und Farben, die Ihnen guttun und den Genuss steigern.
- Schaffen Sie sich einen festen Ankerpunkt in Ihrer Woche: Reservieren Sie einen bestimmten Wochentag für die Planung und Vorbereitung Ihrer Mahlzeiten.
- Gehen Sie achtsam mit Lebensmitteln um: Wertschätzen Sie die Herkunft und Zubereitung Ihrer Speisen, um ein tieferes Verständnis für Ihre Ernährung zu entwickeln.
- Verwandeln Sie vermeintliche "Verbotslebensmittel" in gesunde Alternativen: Backen Sie beispielsweise Ihre eigenen Kekse mit Vollkornmehl und Trockenfrüchten.
- Erforschen Sie Ihre Geschmacksknospen: Experimentieren Sie mit neuen Gewürzkombinationen, um unbekannte Aromen zu entdecken und Ihre Mahlzeiten interessanter zu gestalten.
- Essen Sie mit allen Sinnen: Konzentrieren Sie sich bewusst auf die Textur, den Geruch und das Aussehen Ihrer Speisen, um den Genuss zu intensivieren.
- Verbinden Sie Ihre Ernährungsumstellung mit einem persönlichen Projekt: Pflanzen Sie beispielsweise Ihr eigenes Gemüse an oder lernen Sie, Brot zu backen.
- Integrieren Sie Bewegung in Ihren Alltag, die Ihnen Freude bereitet, sei es Tanzen, Gartenarbeit oder Radfahren, um Ihre Ernährungsumstellung ganzheitlich zu unterstützen.

Rückblick - 4. Ernährungsumstellung in der Praxis

Eine Ernährungsumstellung in der Praxis erfordert mehr als nur theoretisches Wissen über gesunde Lebensmittel. Es geht darum, Ihre Gewohnheiten, Ihre Umgebung und Ihre Denkweise so zu verändern, dass eine ausgewogene Ernährung zum selbstverständlichen Teil Ihres Alltags wird. Der Weg dorthin mag zunächst herausfordernd erscheinen, doch mit einer durchdachten Strategie und den richtigen Werkzeugen können Sie Ihre Ziele erreichen und nachhaltig von den positiven Effekten auf Körper und Geist profitieren. Ein erster Schritt besteht darin, Ihre Mahlzeiten bewusst zu planen und Ihre Einkäufe entsprechend zu organisieren. Erstellen Sie einen Wochenplan mit Rezepten, die auf vollwertigen, unverarbeiteten Lebensmitteln basieren und berücksichtigen Sie dabei Ihre individuellen Bedürfnisse und Vorlieben. Eine gut strukturierte Einkaufsliste, sortiert nach Lebensmittelkategorien, hilft Ihnen, im Supermarkt fokussiert zu bleiben und Impulskäufe zu vermeiden. Konzentrieren Sie sich auf die frischen Produkte am Rand des Supermarkts und meiden Sie die Gänge mit verarbeiteten Lebensmitteln und Süßigkeiten. Eine durchdachte Vorratshaltung mit gesunden Grundnahrungsmitteln, haltbaren Obst- und Gemüsekonserven sowie Tiefkühlprodukten unterstützt Sie dabei, auch im stressigen Alltag gesunde Mahlzeiten zuzubereiten.

Neben der Auswahl der Lebensmittel spielt auch Ihr Tagesrhythmus eine entscheidende Rolle. Achten Sie auf regelmäßige Essenszeiten und vermeiden Sie es, kurz vor dem Schlafengehen oder nachts zu essen. Ein nährstoffreiches Frühstück ist der ideale Start in den Tag und unterstützt Ihre kognitiven Funktionen. Die Portionsgrößen bewusst zu kontrollieren, hilft Ihnen, Ihre Kalorienzufuhr zu regulieren, ohne auf Genuss verzichten zu müssen. Orientieren Sie sich an Ernährungsweisen wie der mediterranen oder der japanischen Küche, die auf vielfältige Gerichte in kleinen Portionen setzen. Achten Sie bei Ihrer Ernährungsumstellung auf eine ausgewogene Nährstoffverteilung. Integrieren Sie ausreichend komplexe Kohlenhydrate, Proteine, gesunde Fette, Vitamine und Mineralstoffe in Ihren Speiseplan. Omega-3-Fettsäuren, Antioxidantien und Ballaststoffe sind besonders wichtig für Ihre kognitive Gesundheit und Ihr emotionales Wohlbefinden.

Die größte Herausforderung bei einer Ernährungsumstellung besteht darin, neue Gewohnheiten zu etablieren und langfristig beizubehalten. Setzen Sie sich realistische Ziele, die Sie Schritt für Schritt erreichen können. Feiern Sie Ihre Erfolge und lassen Sie sich von Rückschlägen nicht entmutigen. Suchen Sie sich Unterstützung in Ihrem sozialen Umfeld oder in therapeutischen Gruppen. Der Austausch mit Gleichgesinnten stärkt Ihre Motivation und hilft Ihnen, Hindernisse zu überwinden. Entwickeln Sie Strategien zur Stressbewältigung, um in herausfordernden Situationen nicht in alte Verhaltensmuster zurückzufallen. Kognitive Verhaltenstherapie kann Ihnen dabei helfen, negative Denkmuster zu identifizieren und zu verändern. Integrieren Sie regelmäßige Bewegung in Ihren Alltag. Sport unterstützt nicht nur Ihre körperliche Gesundheit, sondern wirkt sich auch positiv auf Ihre Psyche aus und stärkt Ihre Motivation für eine gesunde Ernährung.

Eine Ernährungsumstellung ist ein Prozess, der Zeit, Geduld und Engagement erfordert. Es ist ein Weg, auf dem Sie Ihre Gewohnheiten, Ihre Einstellung zu Lebensmitteln und letztendlich sich selbst verändern. Konzentrieren Sie sich auf die positiven Aspekte, lernen Sie aus Rückschlägen und feiern Sie jeden noch so kleinen Erfolg. Sie werden feststellen, dass sich der Aufwand lohnt und eine ausgewogene Ernährung Ihr Leben in vielerlei Hinsicht bereichern wird. Sie werden sich nicht nur körperlich fitter und gesünder fühlen, sondern auch Ihre geistige Leistungsfähigkeit, Ihre emotionale Stabilität und Ihr allgemeines Wohlbefinden steigern.

5. Präventive Ernährungsmedizin

Können wir die Alterung unseres Gehirns beeinflussen? Die moderne Wissenschaft zeigt, dass unsere täglichen Ernährungsentscheidungen weitreichende Folgen für die Gesundheit unseres Nervensystems haben. Während genetische Faktoren eine Rolle spielen, liegt der Schlüssel zu mentaler Fitness oft auf unserem Teller. Die Forschung der letzten Jahre hat revolutionäre Erkenntnisse über die Zusammenhänge zwischen Ernährung und Gehirnalterung geliefert. In diesem Kapitel entdecken Sie, wie Sie durch gezielte Ernährungsstrategien die Weichen für langfristige geistige Gesundheit stellen können.

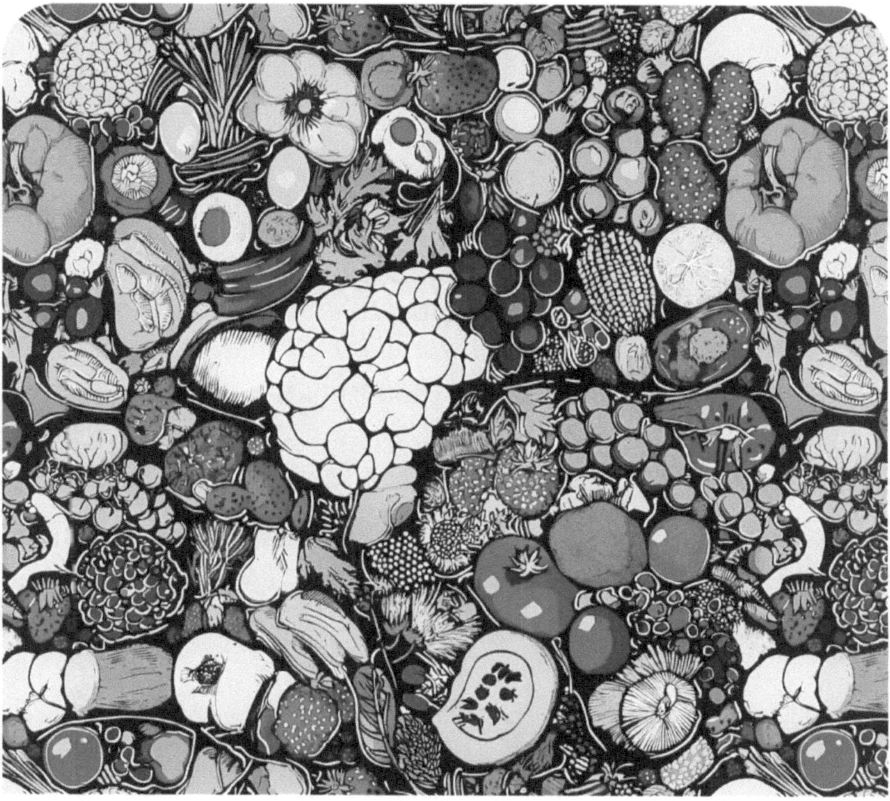

5. 1 Alterungsprozesse verlangsamen

Alterungsprozesse verlangsamen – ein Kernanliegen der präventiven Ernährungsmedizin. Zellschäden durch oxidativen Stress, nachlassende mitochondriale Aktivität und verkürzte Telomere sind nur einige Faktoren, die den Alterungsprozess beschleunigen. Diese Prozesse beeinflussen nicht nur die körperliche, sondern auch die geistige Leistungsfähigkeit und das seelische Wohlbefinden. Eine gezielte Ernährungsstrategie kann dazu beitragen, diese Prozesse positiv zu beeinflussen und die eigene Vitalität langfristig zu erhalten. Erfahren Sie in diesem Kapitel, wie Sie durch eine angepasste Ernährung Ihre Zellen schützen und Ihre Lebensqualität steigern können.

Ein ganzheitlicher Ansatz aus antioxidantienreicher Ernährung, Kalorienrestriktion, regelmäßiger Bewegung, geistiger Stimulation und sozialer Interaktion verlangsamt Alterungsprozesse und fördert die Vitalität.

Zellschutz aktivieren

Zellschutz aktivieren bedeutet, die körpereigenen Mechanismen zu stärken, die Zellen vor Schädigungen bewahren. Ein wichtiger Faktor ist die Ernährung. antioxidantien, wie Vitamine C und E oder Carotinoide, schützen Zellen vor oxidativem Stress, der durch reaktive Sauerstoffspezies (ROS) verursacht wird [s109]. ROS entstehen im Stoffwechsel und können Zellstrukturen schädigen. Ähnlich den Polyphenolen, die in vielen Lebensmitteln vorkommen, tragen Antioxidantien zur Zellgesundheit bei [s109]. Die Kombination verschiedener Antioxidantien kann synergistische_effekte erzeugen und so die Wirksamkeit steigern [s110]. Eine Ernährung reich an Obst, Gemüse und Vollkornprodukten liefert viele dieser wichtigen Schutzstoffe. Vergleichen Sie Ihre Ernährung mit den Empfehlungen der Deutschen Gesellschaft für Ernährung (DGE), um mögliche Defizite zu identifizieren. Kalorische Restriktion, also eine reduzierte Kalorienzufuhr, kann ebenfalls Alterungsprozesse verlangsamen, indem sie die mitochondriale Aktivität und neuronale Funktionen erhält [s111]. Dies geschieht unter anderem durch eine verbesserte zerebrale Durchblutung und eine Umstellung des Gehirns von Glukose auf Ketonkörper als Energiequelle [s111]. Auch regelmäßige körperliche

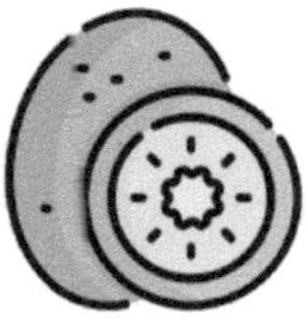

Aktivität kann oxidative Schäden reduzieren und die Gesundheit fördern [s112]. Sport erhöht zwar die ROS-Produktion, kann aber gleichzeitig zellschützende und Anti-Aging-Effekte haben, indem das endogene Antioxidanssystem stimuliert wird [s109]. Bewegung verbessert die metabolische Kontrolle und kann die insulinempfindlichkeit erhöhen [s113]. Zusätzlich kann Bewegung die Telomerlänge erhöhen, die ein Marker für die Zellalterung ist [s113]. Die Aktivierung von AMPK, einem zentralen Regulator zellulärer Prozesse, durch Bewegung beeinflusst viele gesundheitsfördernde und lebensverlängernde Effekte [s113].

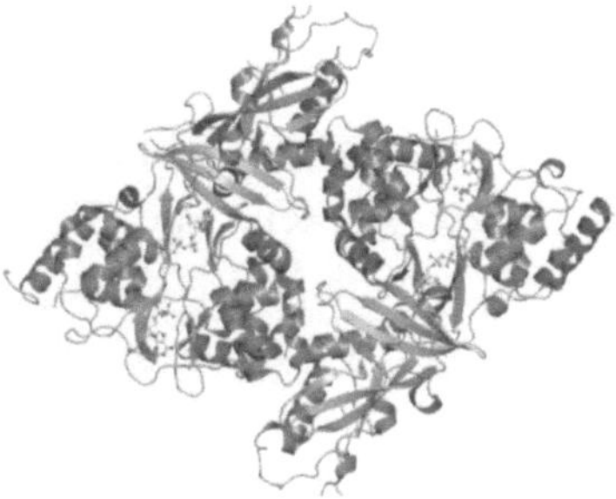

AMPK [i40]

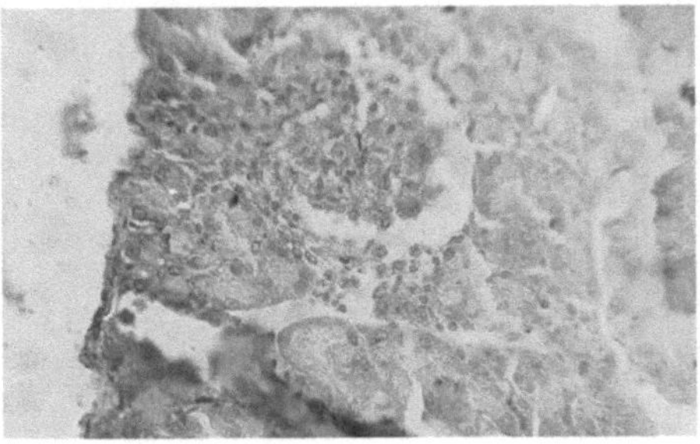

Insulinrezeptor [i41]

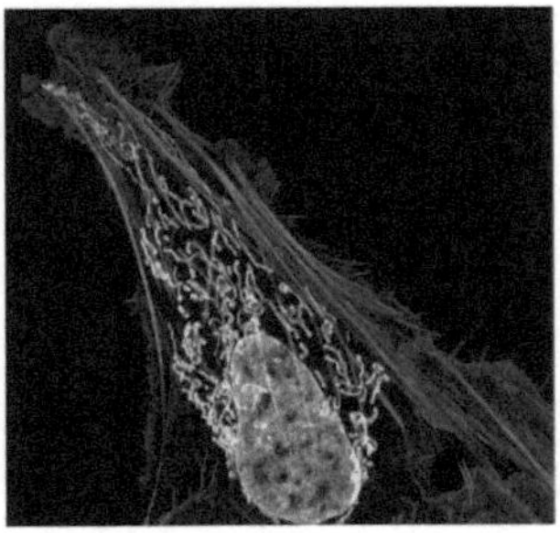

Mitochondrium [i42]

Gut zu wissen

Metabolische Kontrolle

Metabolische Kontrolle bezieht sich auf die Fähigkeit des Körpers, Stoffwechselprozesse zu regulieren, einschließlich der Blutzuckerkontrolle und der Energieproduktion. Eine gute metabolische Kontrolle ist wichtig für die Gesundheit des Gehirns und kann dazu beitragen, altersbedingte kognitive Beeinträchtigungen zu reduzieren.

Endogene Antioxidanssystem

Das endogene Antioxidanssystem ist die körpereigene Abwehr gegen freie Radikale. Es besteht aus Enzymen und anderen Molekülen, die helfen, oxidativen Stress zu reduzieren und Zellschäden zu verhindern.

Mitochondriale Aktivität

Mitochondrien sind die Kraftwerke der Zellen und spielen eine entscheidende Rolle bei der Energieproduktion im Gehirn. Eine verbesserte mitochondriale Aktivität kann die kognitive Funktion unterstützen und die Widerstandsfähigkeit des Gehirns gegenüber altersbedingten Veränderungen erhöhen.

Telomerlänge

Telomere sind Schutzkappen an den Enden der Chromosomen, die sich mit jeder Zellteilung verkürzen. Die Telomerlänge gilt als Marker für die Zellalterung. Eine gesunde Lebensweise kann dazu beitragen, die Telomerverkürzung zu verlangsamen.

Antioxidantien-Konzentration und Wirksamkeit

Wirksamkeit und Konzentration verschiedener Antioxidantien für die Gehirngesundheit.

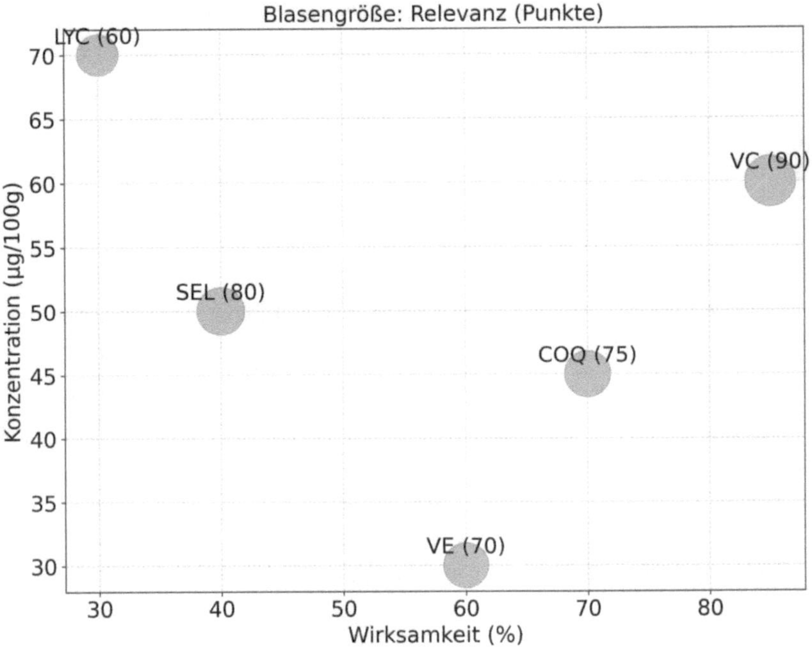

Blasengröße: Relevanz (Punkte)

COQ: Coenzym Q10

LYC: Lycopin

SEL: Selen

VC: Vitamin C

VE: Vitamin E

Vitamin C zeigt eine hohe Konzentration und Wirksamkeit, was es potenziell wichtig für die Gehirngesundheit macht. Vitamin E hat trotz geringerer Konzentration eine moderate Wirksamkeit, was auf eine effiziente Nutzung hindeutet. Selen ist zwar wichtig, erfordert aber aufgrund seiner geringeren Wirksamkeit bei höheren Konzentrationen eine sorgfältige Dosierung. Lycopin zeigt eine hohe Konzentration, aber eine geringere Wirksamkeit, was die Bedeutung der Bioverfügbarkeit und synergistischer Effekte unterstreicht. Insgesamt ist eine ausgewogene Aufnahme verschiedener Antioxidantien wahrscheinlich vorteilhafter als die Konzentration auf einen einzelnen Nährstoff.

Vitalität erhalten

Vitalität im Alter zu bewahren, umfasst weit mehr als nur die körperliche Gesundheit. Auch die geistige Fitness und das psychische Wohlbefinden tragen maßgeblich dazu bei, die Lebensqualität zu erhalten. Neben einer ausgewogenen Ernährung und regelmäßiger Bewegung, die, wie bereits erwähnt, die Zellgesundheit und den Stoffwechsel positiv beeinflussen, spielen soziale Interaktion und kognitive Stimulation eine wichtige Rolle. [s114] [s115] Aktive soziale Kontakte, sei es mit Familie, Freunden oder in der Gemeinde, wirken sich schützend auf die kognitive Gesundheit aus und fördern das psychische Wohlbefinden. [s114] [s115] Das Gefühl der Zugehörigkeit und des sozialen Eingebundenseins stärkt die psychische Resilienz und kann so dazu beitragen, mit den Herausforderungen des Alterns besser umzugehen. Kognitive Stimulation, also die regelmäßige Beanspruchung des Gehirns, unterstützt den Erhalt der geistigen Leistungsfähigkeit. [s114] [s115] [s116] Dies kann auf vielfältige Weise geschehen, von klassischen Methoden wie dem Lesen, Rätseln und dem Erlernen neuer Fertigkeiten bis hin zu modernen Ansätzen wie kognitiven Trainingsprogrammen oder der Nutzung von Internet und Computer. So kann beispielsweise die Recherche im Internet, zu vergleichen mit einer Art mentalem Training, verschiedene Bereiche des Gehirns aktivieren und so zur geistigen Flexibilität beitragen. [s116] Auch spezielle kognitive Trainingsprogramme, die online oder offline verfügbar sind, können gezielt Gedächtnis, Aufmerksamkeit und andere kognitive Fähigkeiten trainieren. [s114] [s116] Wichtig ist dabei die Regelmäßigkeit der geistigen Aktivität, um langfristig positive Effekte zu erzielen. Ein weiterer wichtiger Aspekt der Vitalität im Alter ist die psychische Gesundheit. Eine gesunde Ernährung kann, über die körperlichen Vorteile hinaus, auch die psychische Gesundheit positiv beeinflussen. [s117] Studien zeigen einen Zusammenhang zwischen einer ausgewogenen Ernährung und einem reduzierten Risiko für Depressionen. [s117] Insbesondere eine Ernährung mit niedrigem glykämischen Index und einem hohen Anteil an Ballaststoffen kann sich positiv auf die Stimmung auswirken und

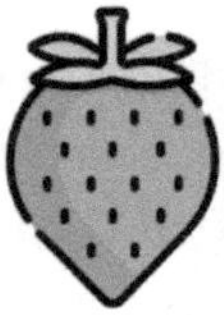

Entzündungsmarker senken, die auch im Zusammenhang mit psychischen Erkrankungen stehen. [s117] Die Darmgesundheit spielt hierbei eine wichtige Rolle, da die Darmflora, auch bekannt als Mikrobiom, über die Darm-Hirn-Achse mit dem Gehirn kommuniziert und so Einfluss auf die Stimmung und das psychische Wohlbefinden nehmen kann. [s117] [s118] Zusammenfassend lässt sich sagen, dass die Erhaltung der Vitalität im Alter ein multifaktorieller Prozess ist, der neben körperlicher Gesundheit auch die geistige Fitness, soziale Interaktion und psychisches Wohlbefinden umfasst. Indem man diese verschiedenen Bereiche berücksichtigt und aktiv in den Alltag integriert, kann man die Lebensqualität im Alter steigern und den Alterungsprozessen entgegenwirken.

Kognitive Funktion vs. Nährstoffaufnahme

Zusammenhang zwischen Nährstoffaufnahme und kognitiver Funktion mit dem Alter.

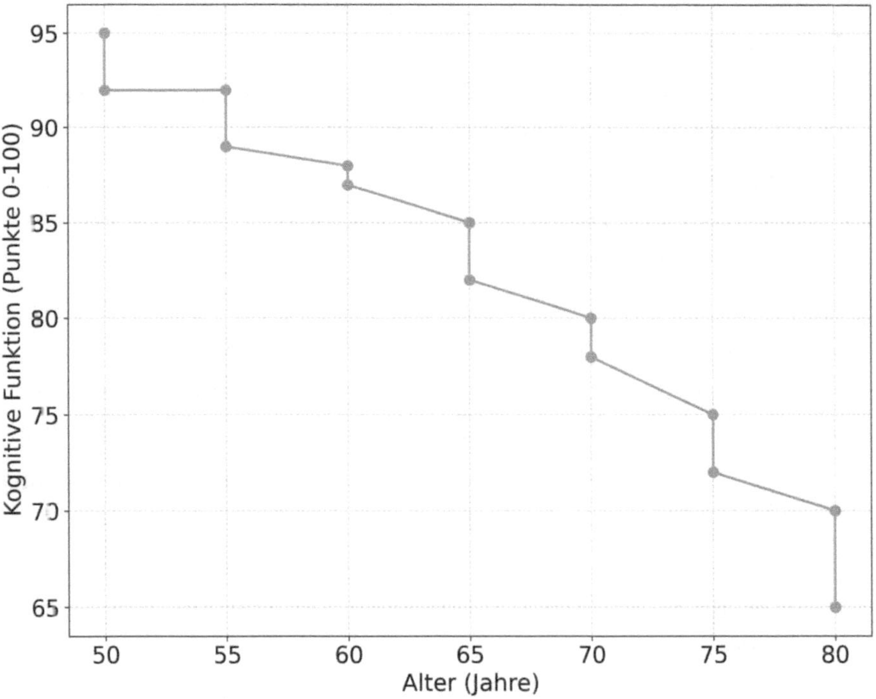

Diese Grafik deutet auf einen positiven Zusammenhang zwischen verbesserter Nährstoffaufnahme (dargestellt durch eine Gesamtpunktzahl) und besserer kognitiver Funktion im Alter hin. Während in beiden Gruppen ein Rückgang zu beobachten ist, scheinen diejenigen mit besserer Ernährung länger eine höhere kognitive Funktion zu erhalten, was das Potenzial von Ernährungseingriffen zur Minderung des altersbedingten kognitiven Rückgangs unterstreicht. Weitere Forschung ist erforderlich, um Kausalität zu ermitteln und die Auswirkungen bestimmter Nährstoffe zu untersuchen.

Konkrete Ratschläge

- Integrieren Sie regelmäßig eine Handvoll Beeren in Ihren Speiseplan, da diese reich an Antioxidantien sind und zum Zellschutz beitragen.
- Ersetzen Sie raffinierte Kohlenhydrate durch komplexe Kohlenhydrate aus Vollkornprodukten, um Ihre Zellen mit langfristiger Energie zu versorgen und Blutzuckerspitzen zu vermeiden.
- Bauen Sie Intervallfasten in Ihren Alltag ein, um die Zellerneuerung zu fördern und Alterungsprozesse zu verlangsamen.
- Praktizieren Sie regelmäßig Achtsamkeitsübungen, um Stress zu reduzieren und so die Zellen vor den negativen Auswirkungen von Stresshormonen zu schützen.
- Verbringen Sie täglich Zeit in der Natur, um Ihre Vitamin-D-Spiegel zu optimieren und die Zellgesundheit zu unterstützen.
- Pflegen Sie Ihr soziales Netzwerk, um positive Emotionen zu fördern und so die Auswirkungen von Stress auf Ihre Zellen zu minimieren.
- Sorgen Sie für ausreichend Schlaf, um die Regeneration Ihrer Zellen zu unterstützen und Alterungsprozesse zu verlangsamen.
- Integrieren Sie regelmäßige Saunagänge in Ihren Alltag, um die Durchblutung zu fördern und die Zellen mit Nährstoffen zu versorgen.
- Lachen Sie täglich herzhaft, um Glückshormone auszuschütten und so Ihre Zellen vor stressbedingten Schäden zu schützen.

5.2 Gehirnschutz

Oxidativer Stress und chronische Entzündungen gefährden die Gesundheit des Gehirns und können zu Funktionsstörungen, beschleunigter Alterung und neurodegenerativen Erkrankungen beitragen. Diese Prozesse werden maßgeblich von unserer Ernährung beeinflusst. Eine gezielte Auswahl an Nährstoffen bietet jedoch die Chance, diesen negativen Entwicklungen entgegenzuwirken und die Widerstandsfähigkeit des Gehirns zu stärken. Entdecken Sie im Folgenden, wie Sie durch präventive Ernährungsmedizin Ihr Gehirn schützen und langfristig Ihre kognitive Gesundheit fördern.

Ein ganzheitlicher Gehirnschutz erfordert sowohl die Bekämpfung von oxidativem Stress durch Antioxidantien und intermittierendes Fasten als auch die Eindämmung chronischer Entzündungen durch eine entzündungshemmende Ernährung wie die mediterrane Kost.

oxidativer_stress

Oxidativer Stress entsteht durch ein Ungleichgewicht zwischen der Produktion freier Radikale – hochreaktive Moleküle – und der Fähigkeit des Körpers, diese zu neutralisieren [s119]. Freie Radikale greifen Zellstrukturen an, darunter auch Gehirnzellen, was zu Schäden und Funktionsstörungen führen kann [s120]. Dieser Prozess trägt zur normalen Alterung des Gehirns bei, kann aber auch neurologische Erkrankungen wie Alzheimer begünstigen [s121]. Die Ernährung bietet Möglichkeiten, diesem Prozess entgegenzuwirken. Eine mediterrane_ernaehrung, reich an Obst, Gemüse und Olivenöl, liefert eine Vielzahl von Antioxidantien, die freie Radikale unschädlich machen können [s122]. Die Kombination verschiedener Antioxidantien, etwa aus Beeren und grünem Tee, kann die antioxidative Kapazität sogar noch steigern [s122]. Auch Mikronährstoffe wie B-Vitamine und Eisen sind wichtig für die kognitive Gesundheit und können die Auswirkungen von oxidativem Stress mindern [s121]. intermittierendes_fasten kann ebenfalls dazu beitragen, oxidativen Stress zu reduzieren, indem es die Produktion von Ketonkörpern anregt. Diese dienen nicht nur als alternative Energiequelle für das Gehirn, sondern regulieren auch zelluläre Prozesse, die die Stressresistenz der Neuronen erhöhen [s123].

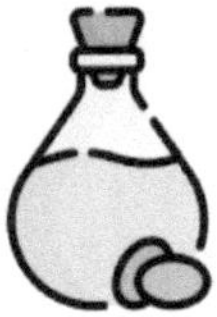

Zusätzlich kann durch Fasten die Autophagie gefördert werden, ein Prozess, bei dem Zellen beschädigte Komponenten abbauen und so ihre Widerstandsfähigkeit gegenüber oxidativem Stress verbessern [s123]. Körperliche Aktivität, insbesondere mit höherer Intensität, kann ebenfalls oxidativen Stress verringern und so die Stimmung verbessern [s124]. Dies geschieht unter anderem durch die Modulation des BDNF (brain-derived neurotrophic factor), einem Protein, das für das Wachstum und Überleben von Neuronen wichtig ist [s124].

Gut zu wissen

Autophagie

Ist ein zellulärer Reinigungsprozess, bei dem beschädigte Zellbestandteile abgebaut und recycelt werden. Fasten kann die Autophagie fördern und so zur Gesundheit der Gehirnzellen beitragen.

BDNF

Steht für brain-derived neurotrophic factor, ein Protein, das das Wachstum und Überleben von Nervenzellen fördert. Körperliche Aktivität kann die BDNF-Produktion steigern.

Ketonkörper

Werden vom Körper produziert, wenn die Glukoseversorgung niedrig ist, z.B. während des Fastens. Sie dienen dem Gehirn als alternative Energiequelle und können neuroprotektive Wirkungen haben.

Faktoren, die zum oxidativen Stress im Gehirn beitragen

Aufschlüsselung der Faktoren, die den oxidativen Stress im Gehirn beeinflussen.

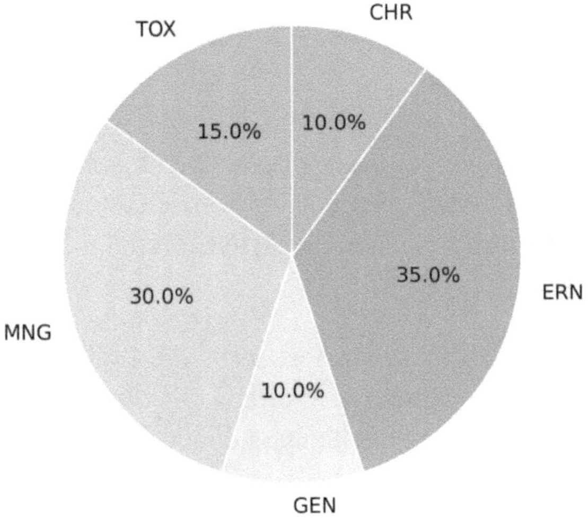

CHR: Chronischer Stress

ERN: Ungesunde Ernährung (viel Zucker, verarbeitete Lebensmittel)

GEN: Genetische Veranlagung

MNG: Mangelnde Bewegung/körperliche Inaktivität

TOX: Umweltgifte (Verschmutzung, Schwermetalle)

Diese Grafik verdeutlicht den signifikanten Einfluss von Lebensstilfaktoren auf den oxidativen Stress im Gehirn. Ungesunde Ernährung und Bewegungsmangel tragen erheblich dazu bei, was darauf hindeutet, dass Änderungen in diesen Bereichen einen erheblichen Schutz bieten könnten. Umweltgifte und genetische Veranlagung spielen zwar eine Rolle, aber ihre kombinierte Wirkung ist geringer als die der Lebensgewohnheiten, was das Potenzial für positive Veränderungen durch individuelles Handeln unterstreicht.

Entzündungshemmung

Chronische Entzündungen, oft unbemerkt, können die Gesundheit des Gehirns beeinträchtigen. Während akute Entzündungen eine normale Reaktion des Immunsystems auf Verletzungen oder Infektionen darstellen, schädigen anhaltende Entzündungsprozesse im Körper – sogenanntes "Inflamm-Aging" – langfristig Zellen und Gewebe, darunter auch im Gehirn [s125] [s126]. Eine Ernährung mit vielen gesaettigten_fettsaeuren und industriell verarbeiteten Lebensmitteln kann diese systemische Entzündung fördern und so das Risiko für altersbedingte kognitive Störungen und neurodegenerative_erkrankungen erhöhen [s126]. Im Gegensatz dazu wirkt eine Ernährung, die reich an entzündungshemmenden Komponenten ist, diesen Prozessen entgegen. Die mediterrane Ernährungsweise, mit ihrem Fokus auf Obst, Gemüse, Olivenöl und Fisch, liefert etwa wertvolle Antioxidantien und omegafettsaeuren [s127]. Omega-3-Fettsäuren, reichlich vorhanden in fettem Fisch wie Lachs oder Makrele, wirken direkt

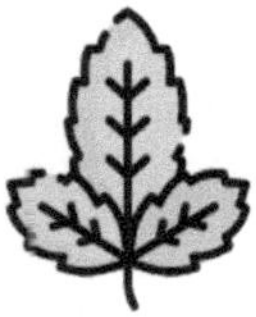

entzündungshemmend und unterstützen die Gesundheit der Gehirnzellen [s126]. Die mediterrane Ernährung beeinflusst zudem die Darmflora positiv, die wiederum über die darmhirnachse mit dem Gehirn kommuniziert und Entzündungsreaktionen im Körper moduliert [s127]. So kann eine gezielte Ernährungsumstellung einen wichtigen Beitrag zum Schutz des Gehirns leisten.

Gut zu wissen

Entzündung

Entzündungen im Gehirn können durch Verletzungen, Infektionen oder Autoimmunerkrankungen entstehen und die empfindlichen Nervenzellen schädigen. Eine entzündungshemmende Ernährung kann dazu beitragen, diese Prozesse zu mildern und die Gehirnfunktion zu schützen.

Inflamm-Aging

Beschreibt den Zusammenhang zwischen chronischen Entzündungsprozessen und dem Alterungsprozess. Im Gehirn kann Inflamm-Aging zu kognitiven Beeinträchtigungen und einem erhöhten Risiko für neurodegenerative Erkrankungen beitragen. Eine ausgewogene Ernährung kann diesen Prozess verlangsamen.

Mediterrane Ernährungsweise

Diese Ernährungsform, reich an Obst, Gemüse, Olivenöl, Fisch und Nüssen, ist besonders förderlich für die Gehirngesundheit. Sie liefert wichtige Nährstoffe und Antioxidantien, die die Gehirnzellen schützen und Entzündungen reduzieren.

Entzündungshemmende Wirkung

Auswirkung von Lebensstilfaktoren auf Gehirnentzündungen.

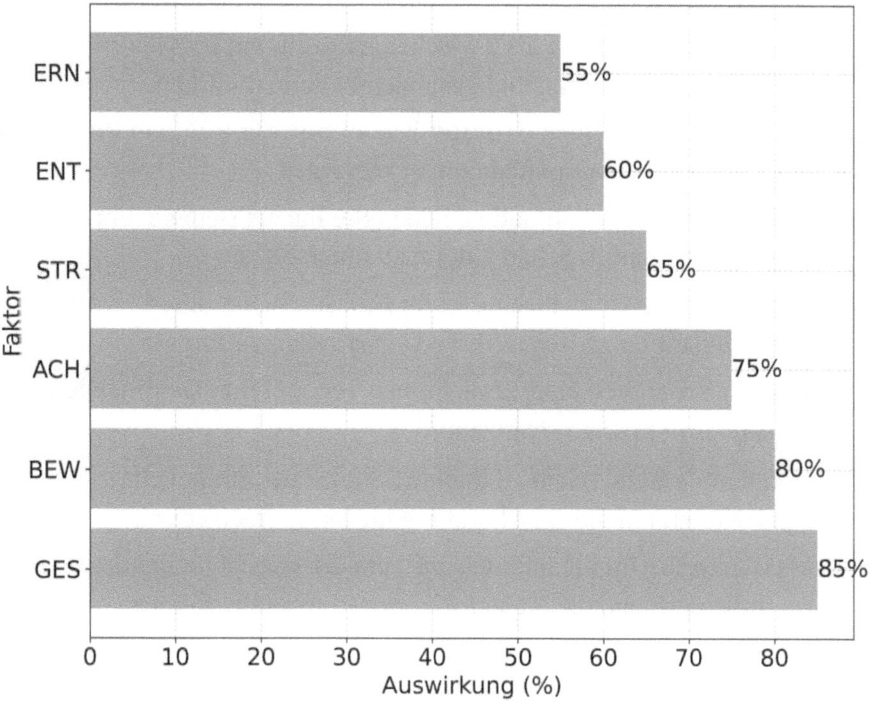

ACH: Achtsamkeit

ENT: Entspannung

GES: Geselligkeit

BEW: Bewegung

ERN: Ernährung

STR: Stressbewältigung

Das Diagramm zeigt die relative Auswirkung verschiedener Lebensstilfaktoren auf die Verringerung von Gehirnentzündungen. Ein höherer Wert deutet auf eine stärkere entzündungshemmende Wirkung hin. Schlaf, eine ausgewogene Ernährung und Stressbewältigung scheinen für die Gehirngesundheit entscheidend zu sein.

Konkrete Ratschläge

- Trinken Sie morgens ein Glas warmes Wasser mit Zitrone und Ingwer, um Ihre Gehirnzellen mit Flüssigkeit und Antioxidantien zu versorgen.
- Reichern Sie Ihre Mahlzeiten mit Leinöl an, um die Gehirnzellen mit Omega-3-Fettsäuren zu unterstützen.
- Naschen Sie Walnüsse als Zwischenmahlzeit, um Ihr Gehirn mit wertvollen Nährstoffen und gesunden Fetten zu stärken.
- Bereiten Sie sich einen Avocado-Kakao-Smoothie zu, um Ihr Gehirn mit Energie und Antioxidantien zu versorgen.
- Dämpfen Sie Brokkoli und genießen Sie ihn als Beilage, um Ihr Gehirn mit Vitamin K und Cholin zu unterstützen.
- Integrieren Sie Heidelbeeren in Ihr Frühstück, um die Kommunikation zwischen Ihren Gehirnzellen zu fördern.
- Trinken Sie täglich eine Tasse grünen Tee, um Ihre Gehirnzellen vor oxidativem Stress zu schützen.
- Gönnen Sie sich ab und zu dunkle Schokolade mit hohem Kakaoanteil, um die Durchblutung im Gehirn zu fördern.
- Massieren Sie Ihre Kopfhaut sanft, um die Durchblutung des Gehirns zu verbessern und die Nährstoffversorgung zu optimieren.
- Hören Sie entspannende Musik, um Stress abzubauen und die Regeneration Ihrer Gehirnzellen zu unterstützen.
- Atmen Sie mehrmals täglich tief in den Bauch, um die Sauerstoffversorgung Ihres Gehirns zu verbessern.
- Gehen Sie täglich im Grünen spazieren, um die Gehirndurchblutung anzuregen und neue Ideen zu fördern.

5. 3 Langfristige Gesundheit

Langfristige Gesundheit bedeutet, durch präventive Maßnahmen Körper und Geist nachhaltig zu stärken. Ernährung, Bewegung und Stressbewältigung beeinflussen Stoffwechsel, Immunsystem und Organfunktionen – und damit auch unser seelisches Wohlbefinden. Diese komplexen Zusammenhänge bergen Herausforderungen, bieten aber gleichzeitig enorme Chancen. Ein gesunder Stoffwechsel beeinflusst das Körpergewicht, Hormonfunktionen und sogar die synaptische Plastizität im Gehirn. Schlaf, Stress und Ernährung wiederum modulieren das Immunsystem und die Darmflora, welche entscheidend für die Abwehr von Krankheiten und die langfristige Gesundheit sind. Altersbedingte Veränderungen der Organfunktionen erfordern Anpassungen im Lebensstil, um die Leistungsfähigkeit zu erhalten. Entdecken Sie in diesem Kapitel, wie Sie durch präventive Ernährungsmedizin Ihre langfristige Gesundheit positiv beeinflussen und Ihr seelisches Wohlbefinden steigern können.

Langfristige Gesundheit erfordert nicht nur eine ausgewogene Ernährung und ausreichend Bewegung, sondern auch die Berücksichtigung von Stressmanagement und ausreichend Schlaf, da diese Faktoren den Stoffwechsel, das Immunsystem und die Organfunktionen beeinflussen und somit das seelische und körperliche Wohlbefinden nachhaltig prägen.

Stoffwechselbalance

Ein gesunder Stoffwechsel ist abhängig von der Balance zwischen Energiezufuhr und -verbrauch. [s128] Diese Balance beeinflusst direkt das Körpergewicht. Ein Gewichtsverlust von bereits 5 % kann positive Auswirkungen auf biochemische und physiologische Parameter haben. [s128] Die Aufrechterhaltung eines gesunden Gewichts nach einer Gewichtsabnahme erfordert eine kontinuierliche Anpassung des Stoffwechsels. [s128] Diese Anpassung umfasst Veränderungen in Hormonfunktionen und Enzymaktivitäten. [s128] Viele Menschen nehmen nach einer Diät wieder zu, da der Stoffwechsel sich an die reduzierte Kalorienzufuhr anpasst, indem er den Energieverbrauch senkt. [s128] Eine langfristige Gewichtskontrolle gelingt durch die Kombination von Kalorienreduktion und angepasster Ernährung, z.B. durch eine dauerhafte Ernährungsumstellung mit reduzierter Kalorienzufuhr. [s128] Zusätzlich kann intermittierendes_fasten die Stoffwechselgesundheit verbessern. [s128] Neben der Ernährung beeinflusst auch Schlaf den Stoffwechsel. Schlafstörungen können zu einer erhöhten Aktivität des sympathischen Nervensystems und der Hypothalamus-Hypophysen-Achse führen. [s129] Diese Veränderungen beeinflussen den Stoffwechsel und können langfristig zu Bluthochdruck, Fettstoffwechselstörungen und Typ-2-Diabetes führen. [s129] Die Folgen von Schlafmangel zeigen sich sowohl im Gehirn als auch in anderen Organen und tragen zur Entstehung von Übergewicht und Stoffwechselerkrankungen bei. [s129] Ausreichender und regelmäßiger Schlaf ist daher unerlässlich für einen gesunden Stoffwechsel. [s129] Chronischer Stress wiederum beeinflusst das neuroendokrine System, insbesondere die Hypothalamus-Hypophysen-Nebennierenrinden-Achse (HPA-Achse). [s130] Eine Überaktivierung der HPA-Achse durch anhaltenden Stress kann zu chronischen Entzündungen und verschiedenen Krankheiten führen. [s130] Stress beeinflusst auch die Struktur des Gehirns und kann zu psychischen Erkrankungen wie Depressionen beitragen. [s130] Das Nervensystem und das

Immunsystem beeinflussen sich gegenseitig. Stress wirkt sich somit auch auf das Immunsystem aus und umgekehrt. [s130]

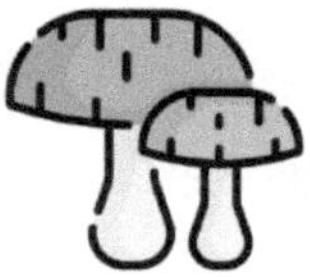

Ein Ungleichgewicht im neuroimmunen System kann zu chronischen Entzündungen führen, die mit Herz-Kreislauf-Erkrankungen und Diabetes in Verbindung gebracht werden. [s130] Körperliche Aktivität kann diesen negativen Auswirkungen von Stress entgegenwirken, indem sie neurotrophe_faktoren und entzündungshemmende Moleküle reguliert. [s130] Sport hilft dem Körper also, besser mit Stress umzugehen und Entzündungen zu reduzieren. Die Ernährung spielt eine entscheidende Rolle für den Stoffwechsel und die synaptische_plastizitaet im Gehirn, die für kognitive Funktionen wichtig ist. [s131] Omega-3-Fettsäuren fördern die kognitiven Prozesse und die synaptische Funktion, während gesättigte Fettsäuren das Risiko für neurologische Störungen erhöhen. [s131] Eine kalorienreduzierte Ernährung kann die synaptische Plastizität verbessern und oxidative Schäden im Gehirn reduzieren. [s131] Eine ausgewogene Ernährung mit vielen Antioxidantien und wichtigen Nährstoffen kann die kognitive Gesundheit fördern und das Risiko für neurodegenerative Erkrankungen senken. [s131] Eine Ernährung mit viel Obst, Gemüse und Vollkornprodukten beugt chronischen Krankheiten vor und unterstützt die kognitive Gesundheit. [s132] Die Kontrolle des Blutdrucks und die Behandlung von körperlichen und psychischen Gesundheitsproblemen sind ebenfalls wichtig, um kognitive Beeinträchtigungen zu vermeiden. [s132] Auch Wechselwirkungen zwischen Medikamenten, Lebensmitteln und anderen Substanzen können die Gehirnfunktion beeinflussen. [s132]

Gut zu wissen

Hypothalamus-Hypophysen-Achse

Ein komplexes System im Gehirn, das Hormone steuert und viele Körperfunktionen reguliert, darunter den Stoffwechsel, das Wachstum und die Fortpflanzung. Stress kann die Funktion dieser Achse beeinflussen.

Hypothalamus-Hypophysen-Nebennierenrinden-Achse

Die HPA-Achse ist ein Teil des neuroendokrinen Systems und steuert die Stressreaktion des Körpers. Chronischer Stress kann zu einer Überaktivierung der HPA-Achse führen.

Neurodegenerativ

Bezeichnet den fortschreitenden Verlust von Nervenzellen im Gehirn. Neurodegenerative Erkrankungen wie Alzheimer und Parkinson können zu kognitiven und motorischen Beeinträchtigungen führen.

Neuroendokrine System

Das neuroendokrine System verbindet das Nervensystem mit dem Hormonsystem. Es spielt eine wichtige Rolle bei der Stressreaktion und der Regulation von Körperfunktionen.

Sympathisches Nervensystem

Teil des autonomen Nervensystems, der den Körper auf Stresssituationen vorbereitet („Kampf oder Flucht"). Eine chronische Aktivierung kann negative Auswirkungen auf die Gesundheit haben.

Stoffwechselbilanz und mentales Wohlbefinden

Zusammenhang zwischen Stoffwechselbilanz und mentalem Wohlbefinden.

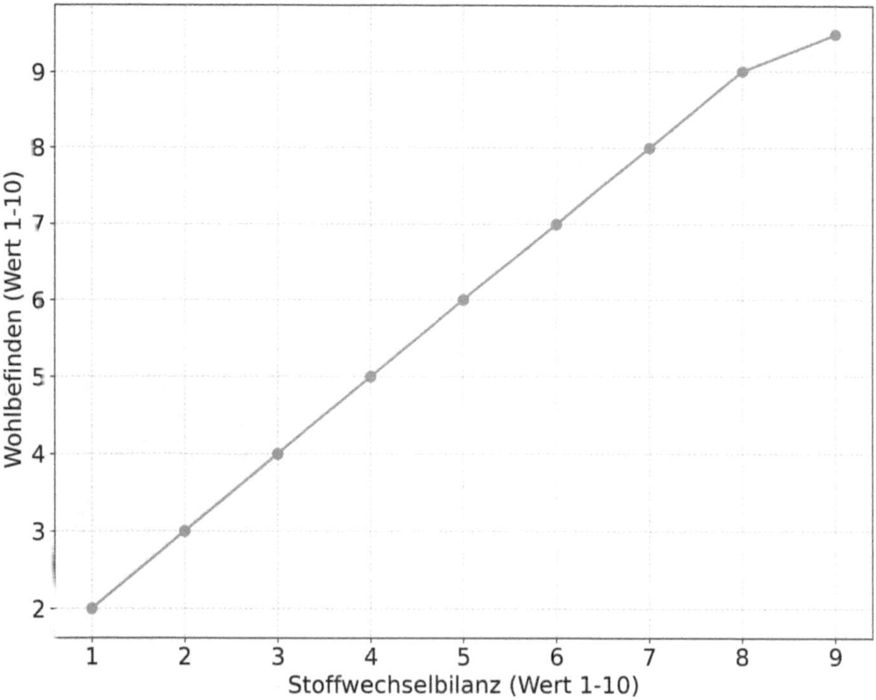

Das Diagramm zeigt eine positive Korrelation zwischen verbesserter Stoffwechselbilanz und höherem mentalen Wohlbefinden. Mit der Verbesserung der Stoffwechselbilanz berichten Einzelpersonen tendenziell über eine bessere Stimmung, weniger Angstzustände und eine gesteigerte kognitive Funktion. Dies deutet darauf hin, dass die Priorisierung der Stoffwechselgesundheit durch Ernährung und Lebensstil sich positiv auf das mentale Wohlbefinden auswirken kann.

Immunmodulation

Immunmodulation beschreibt die Beeinflussung des Immunsystems durch verschiedene Faktoren, darunter auch die Ernährung. Ein gut funktionierendes Immunsystem ist unerlässlich für die Abwehr von Krankheitserregern und die Erhaltung der Gesundheit. Die Nahrung, die wir zu uns nehmen, kann die Zusammensetzung und Funktion unseres Immunsystems direkt beeinflussen. So fördert beispielsweise das Stillen die Entwicklung des kindlichen Immunsystems durch die Übertragung von antikoerpern und Leukozyten, welche den Schutz vor Infektionen verstärken [s133]. Die immunologischen Komponenten der Muttermilch können darüber hinaus das Risiko chronischer Entzündungen im späteren Leben senken [s133]. Auch die Ausbildung einer gesunden Darmflora durch das Stillen trägt zur langfristigen Gesundheit und Immunfunktion bei [s133].

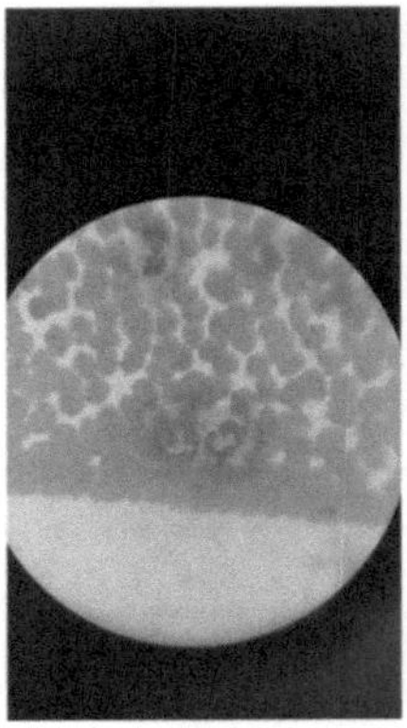

Monozyten [i43]

Neben dem Stillen im Säuglingsalter spielt die Ernährung auch im Erwachsenenalter eine entscheidende Rolle für die Immunmodulation. Verschiedene Nährstoffe wirken sich auf die Immunantwort aus. Vitamine und Mineralstoffe sind essenziell für die Funktion der Immunzellen. So reguliert Vitamin A sowohl die angeborene als auch die zellvermittelte Immunität und die Antikörperproduktion [s134]. Zink hemmt die Produktion entzündungsfördernder Zytokine und unterstützt die Entwicklung regulatorischer T-Zellen [s134]. Vitamin D wirkt entzündungshemmend, indem es die Freisetzung entzündungsfördernder Zytokine in Monozyten blockiert [s134]. Cholesterin, ein wichtiger Bestandteil von Zellmembranen, beeinflusst die Immunantwort durch die Regulierung von Signalwegen der Cholesterinbiosynthese [s134]. Auch mehrfach ungesättigte Fettsäuren (PUFAs) besitzen immunmodulierende Eigenschaften, indem sie entzündungsfördernde Eicosanoide reduzieren und die Zellmembranintegrität fördern [s134]. Die Ernährung beeinflusst nicht nur einzelne Immunzellen, sondern auch die Darmflora, die in enger Wechselwirkung mit dem Immunsystem steht. Eine gesunde Darmflora ist wichtig für die Regulation von Entzündungen, die Aufrechterhaltung des Stoffwechsels und die Entwicklung sowie Steuerung des Immunsystems [s135]. Probiotika, Präbiotika und Postbiotika können die Darmflora positiv beeinflussen und so die Gesundheit fördern sowie Krankheiten behandeln, indem sie das Gleichgewicht der Darmflora wiederherstellen [s135]. Probiotika wirken, indem sie Postbiotika produzieren, welche die Darmflora regulieren und indem sie schädliche Stoffwechselprodukte entfernen, um deren Auswirkungen auf den Organismus zu mindern [s135]. Die Wirkmechanismen von Probiotika und Postbiotika umfassen die Modulation der Darmflora, die Verbesserung der Darmbarrierefunktion und die Immunmodulation, was zu einer verbesserten Gesundheit und Krankheitsbewältigung beiträgt [s135]. Eine ausgewogene Ernährung mit viel Obst, Gemüse und Vollkornprodukten unterstützt eine gesunde Darmflora und stärkt somit das Immunsystem. Zu vergleichen mit einem Garten, in dem verschiedene Pflanzenarten zusammenwirken, benötigt auch der Darm eine Vielfalt an Nährstoffen, um ein optimales mikrobielles Ökosystem zu schaffen.

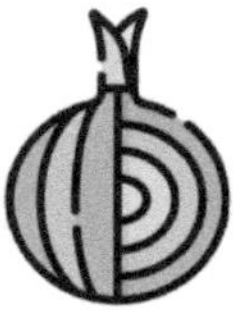

Gut zu wissen

Cholesterin

Cholesterin ist ein wichtiger Bestandteil von Zellmembranen und spielt eine Rolle bei der Bildung von Hormonen und Vitamin D. Für die Gehirngesundheit ist Cholesterin essentiell, da es die Myelinisierung der Nervenfasern unterstützt und somit die Signalübertragung im Gehirn verbessert. Ein ausgewogener Cholesterinspiegel ist wichtig für optimale kognitive Funktionen.

Eicosanoide

Eicosanoide sind hormonähnliche Substanzen, die aus mehrfach ungesättigten Fettsäuren gebildet werden und Entzündungsreaktionen im Körper regulieren. Im Gehirn spielen Eicosanoide eine Rolle bei der Neuroinflammation, die mit neurodegenerativen Erkrankungen und psychischen Störungen in Verbindung gebracht wird. Eine Ernährung, die reich an Omega-3-Fettsäuren ist, kann die Bildung entzündungshemmender Eicosanoide fördern und so zur Gehirngesundheit beitragen.

Immunmodulation

Immunmodulation spielt eine entscheidende Rolle für die Gesundheit des Gehirns, da chronische Entzündungen im Gehirn mit neurodegenerativen Erkrankungen und psychischen Störungen in Verbindung gebracht werden. Durch eine gezielte Ernährung, die reich an Antioxidantien, Omega-3-Fettsäuren und präbiotischen Ballaststoffen ist, kann die Immunantwort im Gehirn positiv beeinflusst und Entzündungen reduziert werden, was zum Schutz der Gehirnzellen und zur Verbesserung der kognitiven Funktionen beiträgt.

Auswirkung ausgewählter Nährstoffe auf die Immunfunktion

Relative immunmodulatorische Wirkungen

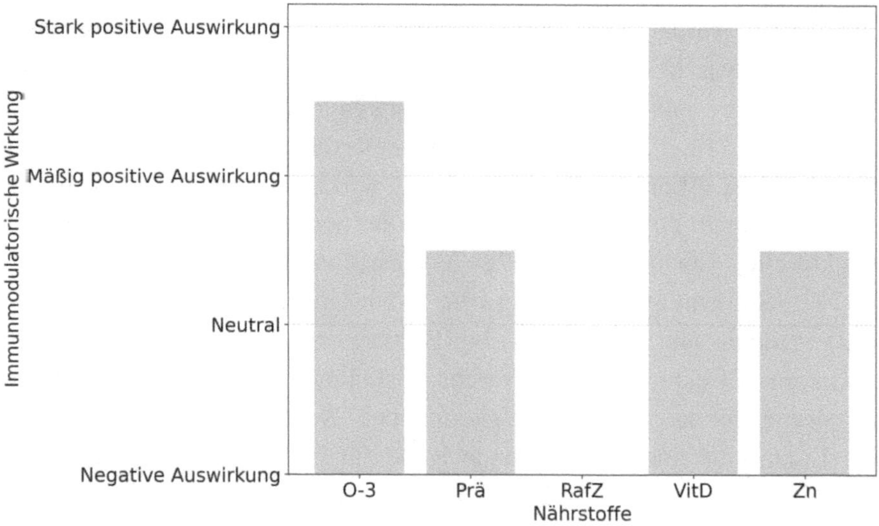

O-3: Omega-3-Fettsäuren

Prä: Präbiotika

RafZ: Raffinierter Zucker

VitD: Vitamin D

Zn: Zink

Diese Grafik veranschaulicht die relative Auswirkung verschiedener Nährstoffe auf die Immunfunktion. Vitamin D zeigt eine erhebliche positive Wirkung, was seine Bedeutung für die Immungesundheit unterstreicht. Omega-3-Fettsäuren zeigen ebenfalls eine bemerkenswerte positive Wirkung, was auf ihre Rolle bei der Modulation von Immunreaktionen hindeutet. Zink und Präbiotika zeigen einen mäßig positiven Einfluss und tragen zum gesamten Immungleichgewicht bei. Raffinierter Zucker zeigt zwar eine negative Auswirkung, was darauf hindeutet, dass er die Immunfunktion beeinträchtigen kann. Es ist jedoch wichtig zu beachten, dass es sich um relative Vergleiche handelt und die individuellen Reaktionen je nach allgemeiner Ernährung und Lebensstil variieren können.

Organfunktionen

Organfunktionen verändern sich im Laufe des Lebens und werden von verschiedenen Faktoren beeinflusst, darunter Ernährung, Bewegung und Stresslevel. Die Verdauungsfunktion schwächt sich z.B. mit zunehmendem Alter ab, was zu einer reduzierten Nährstoffaufnahme führen kann [s136]. Dies unterstreicht die Notwendigkeit einer angepassten Ernährung im Alter, um Mangelerscheinungen vorzubeugen. Regelmäßige körperliche Aktivität wirkt diesen altersbedingten Veränderungen entgegen, indem sie die neuroplastizitaet fördert und strukturelle sowie funktionelle Verbesserungen im Gehirn bewirkt [s137]. So erhöht Bewegung die Neurogenese, die Bildung neuer Nervenzellen und verbessert die Blutversorgung des Gehirns. Diese positiven Effekte auf die zerebrovaskuläre Gesundheit tragen zur Erhaltung der kognitiven Fähigkeiten bei. Neben der Bewegung spielt die Ernährung eine entscheidende Rolle für die Gesundheit der Organe und insbesondere des Gehirns. Eine Ernährungsweise mit niedrigem glykaemischen_index und geringer glykämischer Last kann depressive Symptome reduzieren, während eine Ernährung mit hohem glykämischen Index diese fördern kann [s138]. Die Auswahl der Lebensmittel beeinflusst also direkt die psychische Gesundheit. Darüber hinaus zeigen Studien, dass bestimmte Ernährungsformen, wie die mediterrane oder die DASH-Diät, mit einem geringeren Risiko für kognitive Beeinträchtigungen und Demenz einhergehen [s139]. Diese Diäten zeichnen sich durch einen hohen Anteil an Obst, Gemüse, Vollkornprodukten und gesunden Fetten aus.

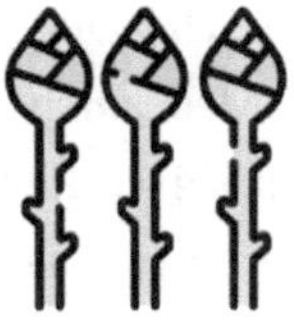

Mikronährstoffe, wie B-Vitamine und Eisen, sind ebenfalls unerlässlich für die kognitive Gesundheit und die Gehirnentwicklung [s139]. Eine ausreichende Zufuhr dieser Nährstoffe kann durch eine abwechslungsreiche Ernährung sichergestellt werden. Im Magen-Darm-Trakt produzierte Hormone, wie Leptin und Ghrelin, beeinflussen ebenfalls Lernprozesse und die

Gedächtnisbildung, indem sie die synaptische_plastizitaet, die Fähigkeit des Gehirns, sich anzupassen und zu verändern, fördern [s140]. Eine ausgewogene Ernährung unterstützt diese Prozesse und trägt somit zur kognitiven Leistungsfähigkeit bei. Zusätzlich können antioxidantien, die in vielen Obst- und Gemüsesorten vorkommen, die synaptische Plastizität fördern und kognitive Beeinträchtigungen mindern [s140]. Die Ernährung hat also nicht nur unmittelbare Auswirkungen auf die Gesundheit, sondern kann auch langfristige, epigenetische Veränderungen bewirken, die sich sogar auf nachfolgende Generationen auswirken können [s140].

Auswirkung der Ernährung auf die Organfunktion

Korrelation zwischen Nährstoffaufnahme, Organfunktion und Alter.

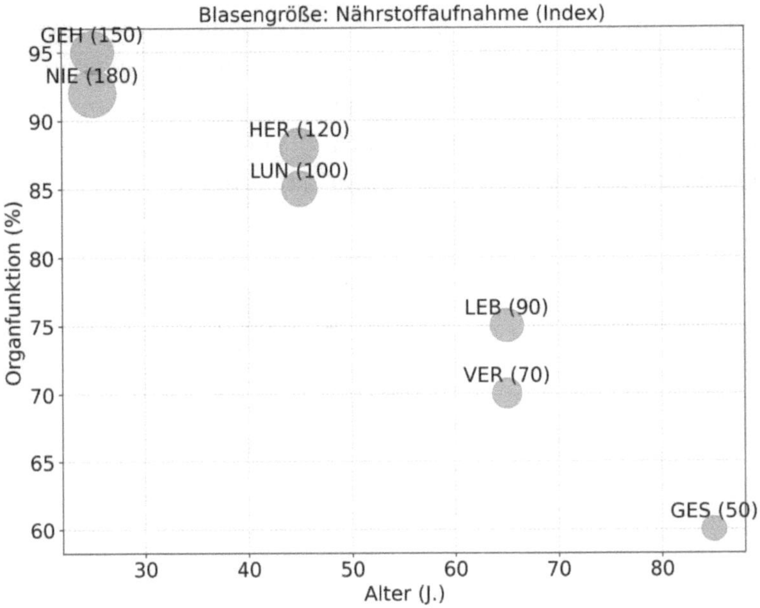

Blasengröße: Nährstoffaufnahme (Index)

GEH: Gehirn

HER: Herz

LUN: Lunge

VER: Verdauung

GES: Gesamt

LEB: Leber

NIE: Nieren

Das Diagramm legt nahe, dass eine optimale Nährstoffaufnahme in jüngerem Alter mit einer besseren langfristigen Organfunktion korreliert. Während die Organfunktion mit zunehmendem Alter natürlich abnimmt, scheinen Personen mit höherer Nährstoffaufnahme eine bessere Funktion zu erhalten. Insbesondere scheint eine ausreichende Zufuhr für die Gesundheit des Gehirns besonders wichtig zu sein und möglicherweise das geistige Wohlbefinden zu beeinflussen. Weitere Untersuchungen sind erforderlich, um die kausalen Zusammenhänge und die optimalen Nährstoffwerte für verschiedene Altersgruppen zu bestimmen.

Konkrete Ratschläge

- Verfeinern Sie Ihre Speisen mit Gewürzen wie Kurkuma und Zimt, um Ihre Zellen mit wertvollen sekundären Pflanzenstoffen zu versorgen.
- Integrieren Sie regelmäßig Hülsenfrüchte in Ihre Ernährung, um Ihren Darm mit präbiotischen Ballaststoffen zu nähren und so die Darmflora positiv zu beeinflussen.
- Experimentieren Sie mit verschiedenen Arten von Fasten, um Ihre Stoffwechselprozesse zu optimieren und Ihre Zellgesundheit zu fördern.
- Schaffen Sie sich täglich kleine Auszeiten für bewusste Entspannung, um Stress abzubauen und Ihre Hormonbalance zu unterstützen.
- Pflegen Sie Ihre sozialen Kontakte, um positive Emotionen zu fördern und so Ihre psychische Gesundheit und Ihr Immunsystem zu stärken.
- Entdecken Sie die Vielfalt der heimischen Wildkräuter und integrieren Sie diese in Ihre Ernährung, um Ihre Zellen mit natürlichen Vitaminen und Mineralstoffen zu versorgen.
- Verbringen Sie Zeit im Wald oder am Meer, um die wohltuende Wirkung der Natur auf Ihre Gesundheit zu nutzen und Ihre Stresshormone zu senken.
- Lernen Sie eine neue Entspannungstechnik wie Yoga oder Meditation, um Ihre Stressresistenz zu erhöhen und Ihr inneres Gleichgewicht zu finden.
- Massieren Sie regelmäßig Ihre Füße, um die Durchblutung zu fördern und Ihre Organe zu unterstützen.
- Singen oder musizieren Sie, um Ihre Stimmung zu heben und Ihre kognitiven Fähigkeiten zu trainieren.
- Entwickeln Sie ein Ritual, um den Tag bewusst und dankbar zu beginnen und zu beenden.

Rückblick - 5. Präventive Ernährungsmedizin

Präventive Ernährungsmedizin ist mehr als nur eine Diät – sie ist ein ganzheitlicher Ansatz, um Ihre körperliche und geistige Gesundheit langfristig zu stärken. Wie das Buch "Gehirn Ernährung & Psyche" verdeutlicht, spielt die Ernährung eine zentrale Rolle für das seelische Wohlbefinden und die kognitive Leistungsfähigkeit. Um dieses Potenzial optimal zu nutzen, sollten Sie die verschiedenen Aspekte der präventiven Ernährungsmedizin in Ihren Alltag integrieren. Der Fokus liegt dabei auf der Stärkung der körpereigenen Schutzmechanismen, der Förderung eines gesunden Stoffwechsels und der Modulation des Immunsystems.

Ein wichtiger Schritt ist die Reduktion von oxidativem Stress und chronischen Entzündungen. Integrieren Sie daher antioxidantienreiche Lebensmittel wie Beeren, grünes Gemüse und Nüsse in Ihren Speiseplan. Achten Sie auf eine ausreichende Zufuhr von Omega-3-Fettsäuren, beispielsweise durch den Verzehr von fettreichem Fisch. Die mediterrane Ernährungsweise bietet hier eine hervorragende Grundlage, da sie viele dieser gesundheitsfördernden Komponenten vereint. Ergänzend können Sie intermittierendes Fasten in Betracht ziehen, um die zellulären Reparaturprozesse zu aktivieren und die Stressresistenz Ihrer Zellen zu erhöhen. Beachten Sie jedoch, dass Fasten nicht für jeden geeignet ist und Sie sich im Zweifelsfall ärztlich beraten lassen sollten.

Neben der Ernährung spielt auch ein gesunder Lebensstil eine entscheidende Rolle. Regelmäßige Bewegung, ausreichend Schlaf und effektive Stressbewältigung tragen maßgeblich zur Stoffwechselbalance und zur Stärkung des Immunsystems bei. Integrieren Sie Bewegungseinheiten in Ihren Alltag, die Ihnen Spaß machen, sei es Joggen, Schwimmen oder Tanzen. Achten Sie auf einen regelmäßigen Schlaf-Wach-Rhythmus und erlernen Sie Entspannungstechniken, um Stress effektiv zu bewältigen. Die Kombination dieser Maßnahmen ermöglicht es Ihnen, Ihre Organfunktionen optimal zu unterstützen und Ihre Vitalität langfristig zu erhalten.

Die Umsetzung einer präventiven Ernährungsstrategie kann im Alltag herausfordernd sein. Beginnen Sie daher mit kleinen, realistischen Schritten und steigern Sie diese allmählich. Führen Sie beispielsweise ein Ernährungstagebuch, um Ihre Essgewohnheiten zu analysieren und gezielt zu optimieren. Suchen Sie sich Unterstützung bei Ernährungsexperten oder in Selbsthilfegruppen, um Ihre Motivation zu stärken und Herausforderungen gemeinsam zu meistern. Denken Sie daran, dass jeder kleine Schritt in die richtige Richtung zählt und Sie langfristig von den positiven Effekten der präventiven Ernährungsmedizin profitieren werden. Investieren Sie in Ihre Gesundheit – es ist die beste Investition, die Sie tätigen können. Ein gesunder Körper und Geist sind das Fundament für ein erfülltes und glückliches Leben.

Kostenlose Zusatzangebote in Planung

Wir freuen uns, Ihnen künftig ergänzende kostenlose Materialien zu diesem Buch anbieten zu können:

- Ein exklusives Bonuskapitel mit zusätzlichen Inhalten
- Eine kompakte Zusammenfassung des gesamten Buches im PDF-Format
- Eine Hörspiel Version (In Planung)

Die Veröffentlichung dieser Materialien ist für 2025 geplant.
Besuchen Sie gerne schon heute unsere Website. Sobald unser Newsletter-Service startet (voraussichtlich 2025), können Sie sich dort für Updates registrieren und verpassen keine Neuigkeiten zu den kostenlosen Zusatzangeboten.

www.SaageBooks.com/de/
ernaehrung_fuer_gehirn_und_psyche-bonus-7LKPPC

Liebe Leserinnen, liebe Leser,

Wir fühlen uns sehr geehrt, dass Sie sich die Zeit genommen haben, unser Buch von Anfang bis Ende zu lesen. Unser größter Wunsch ist es, Ihnen wertvolle Erkenntnisse und praktische Hilfestellungen mit auf den Weg zu geben. Ihr Vertrauen in unsere Arbeit bedeutet uns sehr viel. Wir hoffen, die Lektüre war für Sie bereichernd. Sollten Sie Fragen oder Anregungen haben, können Sie uns gerne über unsere Website kontaktieren.

Wenn Ihnen dieses Buch gefallen hat, würden wir uns sehr über eine ehrliche Rezension freuen. Sie können Ihre ehrliche Bewertung ganz einfach auf der Verkaufsplattform hinterlassen, über die Sie das Buch erworben haben.
Vielen Dank für Ihre Unterstützung!

Bendis Saage

Saage Media GmbH - Team

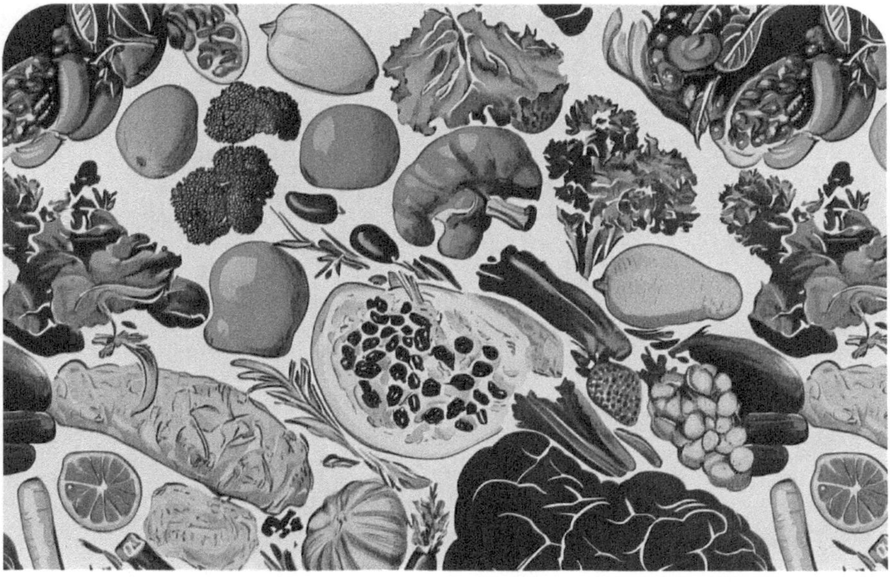

www.SaageBooks.com/de

Entdecken Sie mehr! Auf unserer Verlagswebsite erwartet Sie eine vielfältige Auswahl an weiteren Büchern. Neben kostenlosen Inhalten und exklusiven Bonusmaterialien finden Sie dort auch vertiefende Informationen zu unseren Werken. Stöbern Sie durch unser umfangreiches digitales Angebot und lassen Sie sich von zusätzlichen Leseerlebnissen inspirieren.

www.SaageBooks.com/de

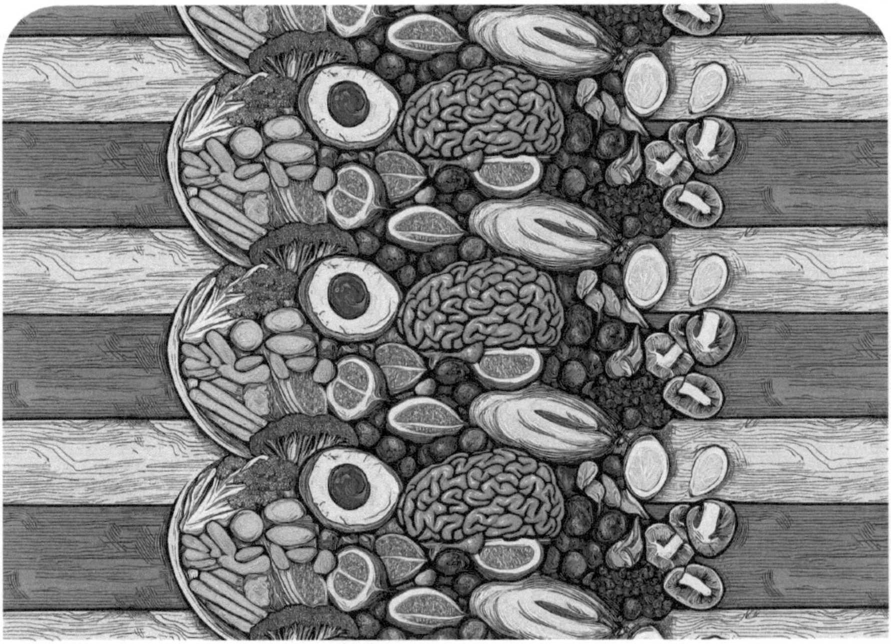

Quellen

Unser aufrichtiger Dank gilt allen Autoren der zitierten wissenschaftlichen und nicht-wissenschaftlichen Quellen, den Betreibern der referenzierten Internetseiten sowie den Urhebern der verwendeten Bilder, Grafiken und Studien, deren wertvolle Arbeiten zur Entstehung dieses Buches beigetragen haben.

Für weitere Informationen empfehlen wir Ihnen, die Quellen-Websites zu besuchen.

Sollten Sie Fehler bei der Zuordnung oder andere Unstimmigkeiten entdecken, kontaktieren Sie uns bitte.

Alle Quellen wurden zuletzt aufgerufen am: 2025-02-18

[s1] - https://www.ncbi.nlm.nih.gov/books/NBK554545/

Autor:	Alyssa L. Morris, Shamim S. Mohiuddin	**Titel:**	Biochemistry, Nutrients
von:	StatPearls Publishing	**Datum:**	2023/05/01
Webseite:	NCBI Bookshelf	**Publisher:**	StatPearls Publishing

[s2] - https://pmc.ncbi.nlm.nih.gov/articles/PMC6930825/

Autor:	Carlos Alberto Calderón-Ospina, Mauricio Orlando Nava-Mesa	**Titel:**	B Vitamins in the nervous system: Current knowledge of the biochemical modes of action and synergies of thiamine, pyridoxine, and cobalamin
von:	Universidad del Rosario	**DOI:**	10.1111/cns.13207
Datum:	2019 Sep 6	**Webseite:**	PubMed Central (PMC)
Publisher:	CNS Neuroscience & Therapeutics		

[s3] - https://www.ncbi.nlm.nih.gov/books/NBK28242/

Autor:	Gary E Gibson, John P Blass	**Titel:**	Nutrition and Functional Neurochemistry
von:	National Center for Biotechnology Information (NCBI)	**Datum:**	1999
Webseite:	NCBI Bookshelf	**Publisher:**	Lippincott-Raven

[s4] - https://pmc.ncbi.nlm.nih.gov/articles/PMC3900881/

Autor:	Philipp Mergenthaler, Ute Lindauer, Gerald A Dienel, Andreas Meisel	**Titel:**	Sugar for the brain: the role of glucose in physiological and pathological brain function
DOI:	10.1016/j.tins.2013.07.001	**Datum:**	2013 Aug 20
Webseite:	PubMed Central (PMC)	**Publisher:**	Trends in neurosciences

[s5] - https://pmc.ncbi.nlm.nih.gov/articles/PMC4981537/

Autor:	Sarah E Cusick, Michael K Georgieff	**Titel:**	The Role of Nutrition in Brain Development: The Golden Opportunity of the “First 1000 Days”
von:	University of Minnesota School of Medicine	**DOI:**	10.1016/j.jpeds.2016.05.013
Datum:	2016 Jun 3	**Webseite:**	PubMed Central (PMC)
Publisher:	The Journal of pediatrics		

[s6] - https://pmc.ncbi.nlm.nih.gov/articles/PMC10083484/

Autor:	Seema Puri, Majida Shaheen, Bhanvi Grover	**Titel:**	Nutrition and cognitive health: A life course approach
von:	University of Delhi	**DOI:**	10.3389/fpubh.2023.1023907
Datum:	2023 Mar 27	**Webseite:**	PubMed Central (PMC)
Publisher:	Frontiers in Public Health		

[s7] - https://pmc.ncbi.nlm.nih.gov/articles/PMC7699472/

Autor:	Nicole Jacqueline Jensen, Helena Zander Wodschow, Malin Nilsson, Jø rgen Rungby	**Titel:**	Effects of Ketone Bodies on Brain Metabolism and Function in Neurodegenerative Diseases
von:	Department of Endocrinology, Bispebjerg University Hospital; Copenhagen Center for Translational Research, Copenhagen University Hospital	**DOI:**	10.3390/ijms21228767
Datum:	2020 Nov 20	**Webseite:**	PubMed Central (PMC)
Publisher:	International Journal of Molecular Sciences		

[s8] - https://www.nia.nih.gov/health/alzheimers-and-dementia/what-do-we-know-about-diet-and-prevention-alzheimers-disease

Titel:	What Do We Know About Diet and Prevention of Alzheimer’s Disease?	**von:**	National Institute on Aging (NIA)
Webseite:	National Institute on Aging		

[s9] - https://pmc.ncbi.nlm.nih.gov/articles/PMC4981537/

Autor:	Sarah E Cusick; Michael K Georgieff	**Titel:**	The Role of Nutrition in Brain Development: The Golden Opportunity of the “First 1000 Days”
von:	University of Minnesota School of Medicine	**DOI:**	10.1016/j.jpeds.2016.05.013
Datum:	2016 Jun 3	**Webseite:**	PubMed Central (PMC)
Publisher:	The Journal of pediatrics		

[s10] - https://pmc.ncbi.nlm.nih.gov/articles/PMC3900881/

Autor:	Philipp Mergenthaler, Ute Lindauer, Gerald A Dienel, Andreas Meisel	**Titel:**	Sugar for the brain: the role of glucose in physiological and pathological brain function
DOI:	10.1016/j.tins.2013.07.001	**Datum:**	2013 Aug 20
Webseite:	PubMed Central (PMC)	**Publisher:**	Trends in neurosciences

[s11] - https://pmc.ncbi.nlm.nih.gov/articles/PMC3946160/

Autor:	Valter D Longo, Mark P Mattson	**Titel:**	Fasting: Molecular Mechanisms and Clinical Applications
von:	University of Southern California, National Institutes of Health, Johns Hopkins University School of Medicine	**DOI:**	10.1016/j.cmet.2013.12.008
Datum:	2014 Jan 16	**Webseite:**	PubMed Central (PMC)
Publisher:	Cell metabolism		

[s12] - https://www.ncbi.nlm.nih.gov/books/NBK591829/

Autor:	Open Resources for Nursing (Open RN), Kimberly Ernstmeyer, Elizabeth Christman	**Titel:**	Chapter 14 Nutrition
von:	Chippewa Valley Technical College	**Datum:**	2021
Webseite:	NCBI Bookshelf	**Publisher:**	Chippewa Valley Technical College

[s13] - https://pmc.ncbi.nlm.nih.gov/articles/PMC2805706/

Autor:	Fernando Gómez-Pinilla	**Titel:**	Brain foods: the effects of nutrients on brain function
von:	University of California at Los Angeles School of Medicine	**DOI:**	10.1038/nrn2421
Datum:	2008 Jul	**Webseite:**	PubMed Central (PMC)
Publisher:	Nature reviews. Neuroscience		

[s14] - https://pmc.ncbi.nlm.nih.gov/articles/PMC9710417/

Autor:	AYSHA KARIM KIANI, KRISTJANA DHULI, KEVIN DONATO, BARBARA AQUILANTI, VALERIA VELLUTI, GIUSEPPINA MATERA, AMERIGO IACONELLI, STEPHEN THADDEUS CONNELLY, FRANCESCO BELLINATO, PAOLO GISONDI, MATTEO BERTELLI	**Titel:**	Main nutritional deficiencies
DOI:	10.15167/2421-4248/jpmh2022.63.2S3.2752	**Datum:**	2022 Oct 17
Webseite:	PubMed Central (PMC)	**Publisher:**	Journal of Preventive Medicine and Hygiene

[s15] - https://www.ncbi.nlm.nih.gov/books/NBK554545/

Autor:	Alyssa L. Morris, Shamim S. Mohiuddin	**Titel:**	Biochemistry, Nutrients
von:	StatPearls Publishing	**Datum:**	2023/05/01
Webseite	NCBI Bookshelf	**Publisher:**	StatPearls Publishing

[s16] - https://pmc.ncbi.nlm.nih.gov/articles/PMC2908954/

Autor:	Barry M Popkin, Kristen E D'Anci, Irwin H Rosenberg	**Titel:**	Water, Hydration and Health
von:	University of North Carolina; Tufts University; Jean Mayer USDA Human Nutrition Research Center on Aging at Tufts University	**DOI:**	10.1111/j.1753-4887.2010.00304.x
Datum:	2010 Aug	**Webseite:**	PubMed Central (PMC)
Publisher:	Nutrition reviews		

[s17] - https://pmc.ncbi.nlm.nih.gov/articles/PMC9710417/

Autor:	AYSHA KARIM KIANI, KRISTJANA DHULI, KEVIN DONATO, BARBARA AQUILANTI, VALERIA VELLUTI, GIUSEPPINA MATERA, AMERIGO IACONELLI, STEPHEN THADDEUS CONNELLY, FRANCESCO BELLINATO, PAOLO GISONDI, MATTEO BERTELLI	**Titel:**	Main nutritional deficiencies
von:	National Library of Medicine (NLM); National Institutes of Health (NIH)	**DOI:**	10.15167/2421-4248/jpmh2022.63.2S3.2752
Datum:	2022 Oct 17	**Webseite:**	PMC (PubMed Central)
Publisher:	Journal of Preventive Medicine and Hygiene		

[s18] - https://pmc.ncbi.nlm.nih.gov/articles/PMC4882692/

Autor:	Camilia R Martin, Pei-Ra Ling, George L Blackburn	**Titel:**	Review of Infant Feeding: Key Features of Breast Milk and Infant Formula
von:	Beth Israel Deaconess Medical Center, Harvard Medical School, Feihe Nutrition Laboratory	**DOI:**	10.3390/nu8050279
Datum:	2016 May 11	**Webseite:**	PubMed Central (PMC)
Publisher:	Nutrients		

[s19] - https://www.ncbi.nlm.nih.gov/books/NBK591829/

Autor:	Open Resources for Nursing (Open RN), Kimberly Ernstmeyer, Elizabeth Christman	**Titel:**	Chapter 14 Nutrition - Nursing Fundamentals
von:	Chippewa Valley Technical College	**Datum:**	2021
Webseite:	NCBI Bookshelf	**Publisher:**	Chippewa Valley Technical College

[s20] - https://pmc.ncbi.nlm.nih.gov/articles/PMC2805706/

Autor:	Fernando Gómez-Pinilla	**Titel:**	Brain foods: the effects of nutrients on brain function
von:	University of California at Los Angeles School of Medicine	**DOI:**	10.1038/nrn2421
Datum:	2008 Jul	**Webseite:**	PubMed Central (PMC)
Publisher:	Nature reviews. Neuroscience		

[s21] - https://pmc.ncbi.nlm.nih.gov/articles/PMC4981537/

Autor:	Sarah E Cusick; Michael K Georgieff	**Titel:**	The Role of Nutrition in Brain Development: The Golden Opportunity of the "First 1000 Days"
von:	University of Minnesota School of Medicine	**DOI:**	10.1016/j.jpeds.2016.05.013
Datum:	2016 Jun 3	**Webseite:**	PubMed Central (PMC)
Publisher:	The Journal of pediatrics		

[s22] - https://pmc.ncbi.nlm.nih.gov/articles/PMC10884323/

Autor:	Gia Merlo, Gabrielle Bachtel, Steven G Sugden	**Titel:**	Gut microbiota, nutrition, and mental health
DOI:	10.3389/fnut.2024.1337889	**Datum:**	2024 Feb 9
Webseite:	PubMed Central (PMC)	**Publisher:**	Frontiers in Nutrition

[s23] - https://pmc.ncbi.nlm.nih.gov/articles/PMC9441951/

Autor:	Mateusz Grajek, Karolina Krupa-Kotara, Agnieszka Białek-Dratwa, Karolina Sobczyk, Martina Grot, Oskar Kowalski, Wiktoria Staśkiewicz	**Titel:**	Nutrition and mental health: A review of current knowledge about the impact of diet on mental health
von:	Medical University of Silesia in Katowice	**DOI:**	10.3389/fnut.2022.943998
Datum:	2022 Aug 22	**Webseite:**	PubMed Central (PMC)
Publisher:	Frontiers in Nutrition		

[s24] - https://pmc.ncbi.nlm.nih.gov/articles/PMC9887050/

Autor:	Nurul Ashykin Zamri, Nurhafizah Ghani, Che Aishah Nazariah Ismail, Rahimah Zakaria, Nazlahshaniza Shafin	**Titel:**	Honey on brain health: A promising brain booster
von:	Universiti Sains Malaysia	**DOI:**	10.3389/fnagi.2022.1092596
Datum:	2023 Jan 17	**Webseite:**	PubMed Central (PMC)
Publisher:	Frontiers in Aging Neuroscience		

[s25] - https://pmc.ncbi.nlm.nih.gov/articles/PMC9490697/

Autor:	Lasse Brandt, Shuyan Liu, Christine Heim, Andreas Heinz	**Titel:**	The effects of social isolation stress and discrimination on mental health
von:	Charité – Universitätsmedizin Berlin	**DOI:**	10.1038/s41398-022-02178-4
Datum:	2022 Sep 21	**Webseite:**	PubMed Central (PMC)
Publisher:	Nature Publishing Group		

[s26] - https://pmc.ncbi.nlm.nih.gov/articles/PMC3907771/

Autor:	Myrte E Hamburg, Catrin Finkenauer, Carlo Schuengel	**Titel:**	Food for love: the role of food offering in empathic emotion regulation
von:	VU University Amsterdam, Amsterdam, Netherlands	**DOI:**	10.3389/fpsyg.2014.00032
Datum:	2014 Jan 31	**Webseite:**	PubMed Central (PMC)
Publisher:	Frontiers in Psychology		

[s27] - https://pmc.ncbi.nlm.nih.gov/articles/PMC9640361/

Autor:	Akanksha Likhar, Manoj S Patil	**Titel:**	Importance of Maternal Nutrition in the First 1,000 Days of Life and Its Effects on Child Development: A Narrative Review
von:	Jawaharlal Nehru Medical College, Datta Meghe Institute of Medical Sciences (DMIMS)	**DOI:**	10.7759/cureus.30083
Datum:	2022 Oct 8	**Webseite:**	PubMed Central (PMC)
Publisher:	Cureus		

[s28] - https://pmc.ncbi.nlm.nih.gov/articles/PMC10719542/

Autor:	Afsana Naaz, Komal N Muneshwar	**Titel:**	How Maternal Nutritional and Mental Health Affects Child Health During Pregnancy: A Narrative Review
von:	Jawaharlal Nehru Medical College, Datta Meghe Institute of Higher Education and Research	**DOI:**	10.7759/cureus.48763
Datum:	2023 Nov 13	**Webseite:**	PubMed Central (PMC)
Publisher:	Cureus		

[s29] - https://pmc.ncbi.nlm.nih.gov/articles/PMC10631302/

Autor:	Anushree Modak, Vaishnavi Ronghe, Kavita P Gomase	**Titel:**	The Psychological Benefits of Breastfeeding: Fostering Maternal Well-Being and Child Development
von:	Datta Meghe Institute of Higher Education & Research	**DOI:**	10.7759/cureus.46730
Datum:	2023 Oct 9	**Webseite:**	PubMed Central (PMC)
Publisher:	Cureus		

[s30] - https://pmc.ncbi.nlm.nih.gov/articles/PMC7322666/

Autor:	Joseph Firth, James E Gangwisch, Alessandra Borsini, Robyn E Wootton, Emeran A Mayer	**Titel:**	Food and mood: how do diet and nutrition affect mental wellbeing?
DOI:	10.1136/bmj.m2382	**Datum:**	2020 Jun 29
Webseite:	PubMed Central (PMC)	**Publisher:**	The BMJ

[s31] - https://pmc.ncbi.nlm.nih.gov/articles/PMC9822089/

Autor:	Amin Gasmi, Aniqa Nasreen, Alain Menzel, Asma Gasmi Benahmed, Lyudmila Pivina, Sàdaf Noor, Massimiliano Peana, Salvatore Chirumbolo, Geir Bjørklund	**Titel:**	Neurotransmitters Regulation and Food Intake: The Role of Dietary Sources in Neurotransmission
von:	Société Francophone de Nutrithérapie et de Nutrigénétique Appliquée, King Edward Medical University, Laboratoires Réunis, Académie Internationale de Médecine Dentaire Intégrative, Semey Medical University, CONEM Kazakhstan Environmental Health and Safety Research Group, Bahauddin Zakariya University, University of Sassari, University of Verona, CONEM Scientific Secretary, Council for Nutritional and Environmental Medicine	**DOI:**	10.3390/molecules28010210
Datum:	2022 Dec 26	**Webseite:**	PubMed Central (PMC)
Publisher:	Molecules		

[s32] - https://pmc.ncbi.nlm.nih.gov/articles/PMC5986471/

Autor:	Matteo Briguglio, Bernardo Dell' Osso, Giancarlo Panzica, Antonio Malgaroli, Giuseppe Banfi, Carlotta Zanaboni Dina, Roberta Galentino, Mauro Porta	**Titel:**	Dietary Neurotransmitters: A Narrative Review on Current Knowledge
von:	PMC (PubMed Central)	**DOI:**	10.3390/nu10050591
Datum:	2018 May 13	**Webseite:**	pmc.ncbi.nlm.nih.gov
Publisher:	Nutrients		

[s33] - https://pmc.ncbi.nlm.nih.gov/articles/PMC2077351/

Autor:	Simon N Young	**Titel:**	How to increase serotonin in the human brain without drugs
von:	McGill University	**Datum:**	2007 Nov
Webseite:	PubMed Central (PMC)	**Publisher:**	Journal of Psychiatry & Neuroscience : JPN

[s34] - https://pmc.ncbi.nlm.nih.gov/articles/PMC7322666/
Autor: Joseph Firth, James E Gangwisch, Alessandra Borsini, Robyn E Wootton, Emeran A Mayer
Titel: Food and mood: how do diet and nutrition affect mental wellbeing?
DOI: 10.1136/bmj.m2382
Datum: 2020 Jun 29
Webseite: PubMed Central (PMC)
Publisher: The BMJ

[s35] - https://pmc.ncbi.nlm.nih.gov/articles/PMC9441951/
Autor: Mateusz Grajek, Karolina Krupa-Kotara, Agnieszka Białek-Dratwa, Karolina Sobczyk, Martina Grot, Oskar Kowalski, Wiktoria Staśkiewicz
Titel: Nutrition and mental health: A review of current knowledge about the impact of diet on mental health
von: Medical University of Silesia in Katowice
DOI: 10.3389/fnut.2022.943998
Datum: 2022 Aug 22
Webseite: PubMed Central (PMC)
Publisher: Frontiers in Nutrition

[s36] - https://pmc.ncbi.nlm.nih.gov/articles/PMC10255717/
Autor: Magdalena Zielińska, Edyta Łuszczki, Katarzyna Dereń
Titel: Dietary Nutrient Deficiencies and Risk of Depression (Review Article 2018–2023)
von: University of Rzeszow
DOI: 10.3390/nu15112433
Datum: 2023 May 23
Webseite: PubMed Central (PMC)
Publisher: Nutrients

[s37] - https://pmc.ncbi.nlm.nih.gov/articles/PMC9441951/
Autor: Mateusz Grajek, Karolina Krupa-Kotara, Agnieszka Białek-Dratwa, Karolina Sobczyk, Martina Grot, Oskar Kowalski, Wiktoria Staśkiewicz
Titel: Nutrition and mental health: A review of current knowledge about the impact of diet on mental health
von: Medical University of Silesia in Katowice
DOI: 10.3389/fnut.2022.943998
Datum: 2022 Aug 22
Webseite: PubMed Central (PMC)
Publisher: Frontiers in Nutrition

[s38] - https://pmc.ncbi.nlm.nih.gov/articles/PMC7322666/
Autor: Joseph Firth, James E Gangwisch, Alessandra Borsini, Robyn E Wootton, Emeran A Mayer
Titel: Food and mood: how do diet and nutrition affect mental wellbeing?
DOI: 10.1136/bmj.m2382
Datum: 2020 Jun 29
Webseite: PubMed Central (PMC)
Publisher: The BMJ

[s39] - https://pmc.ncbi.nlm.nih.gov/articles/PMC9441951/
Autor: Mateusz Grajek, Karolina Krupa-Kotara, Agnieszka Białek-Dratwa, Karolina Sobczyk, Martina Grot, Oskar Kowalski, Wiktoria Staśkiewicz
Titel: Nutrition and mental health: A review of current knowledge about the impact of diet on mental health
von: Medical University of Silesia in Katowice
DOI: 10.3389/fnut.2022.943998
Datum: 2022 Aug 22
Webseite: PubMed Central (PMC)
Publisher: Frontiers in Nutrition

[s40] - https://pmc.ncbi.nlm.nih.gov/articles/PMC10490081/

Autor:	Masoud Heidari, Yalda Khodadadi Jokar, Shirin Madani, Sharifeh Shahi, Mohammad Sharif Shahi, Mohammad Goli	**Titel:**	Influence of Food Type on Human Psychological–Behavioral Responses and Crime Reduction
von:	Islamic Azad University	**DOI:**	10.3390/nu15173715
Datum:	2023 Aug 25	**Webseite:**	PubMed Central (PMC)
Publisher:	MDPI		

[s41] - https://pmc.ncbi.nlm.nih.gov/articles/PMC9729772/

Autor:	Wanying Tan, Lingjun Qi, Xiaoyu Hu, Zhenghuai Tan	**Titel:**	Research progress in traditional Chinese medicine in the treatment of Alzheimer's disease and related dementias
von:	Hospital of Chengdu University of Traditional Chinese Medicine, Chengdu, China; Sichuan Academy of Traditional Chinese Medicine, Chengdu, China	**DOI:**	10.3389/fphar.2022.921794
Datum:	2022 Nov 24	**Webseite:**	PubMed Central (PMC)
Publisher:	Frontiers in Pharmacology		

[s42] - https://pmc.ncbi.nlm.nih.gov/articles/PMC9436272/

Autor:	Urooj Fatima, Sonam Roy, Shahnawaz Ahmad, Sabeeha Ali, Wafaa M Elkady, Ilyas Khan, Rana M Alsaffar, Mohd Adnan, Asimul Islam, Md Imtaiyaz Hassan	**Titel:**	Pharmacological attributes of Bacopa monnieri extract: Current updates and clinical manifestation
DOI:	10.3389/fnut.2022.972379	**Datum:**	2022 Aug 18
Webseite:	PubMed Central (PMC)	**Publisher:**	Frontiers in Nutrition

[s43] - https://pmc.ncbi.nlm.nih.gov/articles/PMC10255717/

Autor:	Magdalena Zielińska, Edyta Łuszczki, Katarzyna Dereń	**Titel:**	Dietary Nutrient Deficiencies and Risk of Depression (Review Article 2018–2023)
von:	University of Rzeszow	**DOI:**	10.3390/nu15112433
Datum:	2023 May 23	**Webseite:**	PubMed Central (PMC)
Publisher:	Nutrients		

[s44] - https://pmc.ncbi.nlm.nih.gov/articles/PMC6148064/

Autor:	Rammohan V Rao	**Titel:**	Ayurveda and the science of aging
DOI:	10.1016/j.jaim.2017.10.002	**Datum:**	2017 Dec 21
Webseite:	PubMed Central (PMC)	**Publisher:**	Journal of Ayurveda and Integrative Medicine

[s45] - https://pmc.ncbi.nlm.nih.gov/articles/PMC6170050/

Autor:	Laura Lachance, Drew Ramsey	**Titel:**	Food, Mood, and Brain Health: Implications for the Modern Clinician
von:	University of Toronto, Columbia University College of Physicians and Surgeons	**Datum:**	2015 Mar-Apr
Webseite:	PubMed Central (PMC)	**Publisher:**	Missouri Medicine

[s46] - https://pmc.ncbi.nlm.nih.gov/articles/PMC10490081/

Autor:	Masoud Heidari, Yalda Khodadadi Jokar, Shirin Madani, Sharifeh Shahi, Mohammad Sharif Shahi, Mohammad Goli	**Titel:**	Influence of Food Type on Human Psychological–Behavioral Responses and Crime Reduction
von:	Islamic Azad University	**DOI:**	10.3390/nu15173715
Datum:	2023 Aug 25	**Webseite:**	PubMed Central (PMC)
Publisher:	MDPI		

[s47] - https://pmc.ncbi.nlm.nih.gov/articles/PMC7322666/

Autor:	Joseph Firth, James E Gangwisch, Alessandra Borsini, Robyn E Wootton, Emeran A Mayer	**Titel:**	Food and mood: how do diet and nutrition affect mental wellbeing?
DOI:	10.1136/bmj.m2382	**Datum:**	2020 Jun 29
Webseite:	PubMed Central (PMC)	**Publisher:**	The BMJ

[s48] - https://www.ncbi.nlm.nih.gov/pmc/articles/PMC9268504/

Autor:	Annabel S Mueller-Stierlin, Sebastian Cornet, Anna Peisser, Selina Jaeckle, Jutta Lehle, Sabrina Moerkl, Scott B Teasdale	**Titel:**	Implications of Dietary Intake and Eating Behaviors for People with Serious Mental Illness: A Qualitative Study
von:	Ulm University, Medical University of Graz, University of New South Wales (UNSW) Sydney, Mindgardens Neuroscience Network	**DOI:**	10.3390/nu14132616
Datum:	2022 Jun 24	**Webseite:**	PubMed Central (PMC)
Publisher:	Nutrients		

[s49] - https://pmc.ncbi.nlm.nih.gov/articles/PMC7213601/

Autor:	Annelise Madison, Janice K Kiecolt-Glaser	**Titel:**	Stress, depression, diet, and the gut microbiota: human–bacteria interactions at the core of psychoneuroimmunology and nutrition
von:	The Ohio State University College of Medicine, The Ohio State University, Department of Psychiatry and Behavioral Health	**DOI:**	10.1016/j.cobeha.2019.01.011
Datum:	2019 Mar 25	**Webseite:**	PubMed Central (PMC)
Publisher:	Current opinion in behavioral sciences		

[s50] - https://pmc.ncbi.nlm.nih.gov/articles/PMC10719542/

Autor:	Afsana Naaz, Komal N Muneshwar	**Titel:**	How Maternal Nutritional and Mental Health Affects Child Health During Pregnancy: A Narrative Review
von:	Jawaharlal Nehru Medical College, Datta Meghe Institute of Higher Education and Research	**DOI:**	10.7759/cureus.48763
Datum:	2023 Nov 13	**Webseite:**	PubMed Central (PMC)
Publisher:	Cureus		

[s51] - https://pmc.ncbi.nlm.nih.gov/articles/PMC2805706/

Autor:	Fernando Gómez-Pinilla	**Titel:**	Brain foods: the effects of nutrients on brain function
von:	University of California at Los Angeles School of Medicine	**DOI:**	10.1038/nrn2421
Datum:	2008 Jul	**Webseite:**	PubMed Central (PMC)
Publisher:	Nature reviews. Neuroscience		

[s52] - https://pmc.ncbi.nlm.nih.gov/articles/PMC7019700/

Autor:	Anne-Laure Tardy, Etienne Pouteau, Daniel Marquez, Cansu Yilmaz, Andrew Scholey	**Titel:**	Vitamins and Minerals for Energy, Fatigue and Cognition: A Narrative Review of the Biochemical and Clinical Evidence
von:	Sanofi Consumer Healthcare; Centre for Human Psychopharmacology, Swinburne University	**DOI:**	10.3390/nu12010228
Datum:	2020 Jan 16	**Webseite:**	PubMed Central (PMC)
Publisher:	Nutrients		

[s53] - https://pmc.ncbi.nlm.nih.gov/articles/PMC8839299/

Autor:	Marina Roberts, Terezie Tolar-Peterson, Abby Reynolds, Caitlin Wall, Nicole Reeder, Gina Rico Mendez	**Titel:**	The Effects of Nutritional Interventions on the Cognitive Development of Preschool-Age Children: A Systematic Review
von:	Mississippi State University; Social Science Research Center, Mississippi State University	**DOI:**	10.3390/nu14030532
Datum:	2022 Jan 26	**Webseite:**	PubMed Central (PMC)
Publisher:	Nutrients		

[s54] - https://pmc.ncbi.nlm.nih.gov/articles/PMC7322666/

Autor:	Joseph Firth, James E Gangwisch, Alessandra Borsini, Robyn E Wootton, Emeran A Mayer	**Titel:**	Food and mood: how do diet and nutrition affect mental wellbeing?
DOI:	10.1136/bmj.m2382	**Datum:**	2020 Jun 29
Webseite:	PubMed Central (PMC)	**Publisher:**	The BMJ

[s55] - https://pmc.ncbi.nlm.nih.gov/articles/PMC10083484/

Autor:	Seema Puri, Majida Shaheen, Bhanvi Grover	**Titel:**	Nutrition and cognitive health: A life course approach
von:	Department of Food and Nutrition, Institute of Home Economics, University of Delhi, New Delhi, India	**DOI:**	10.3389/fpubh.2023.1023907
Datum:	2023 Mar 27	**Webseite:**	PubMed Central (PMC)
Publisher:	Frontiers in Public Health		

[s55] - https://pmc.ncbi.nlm.nih.gov/articles/PMC7037721/

Autor:	Sehrish Naveed, Timo Lakka, Eero A Haapala	**Titel:**	An Overview on the Associations between Health Behaviors and Brain Health in Children and Adolescents with Special Reference to Diet Quality
von:	University of Eastern Finland; Kuopio University Hospital; Kuopio Research Institute of Exercise Medicine; University of Jyväskylä	**DOI:**	10.3390/ijerph17030953
Datum:	2020 Feb 4	**Webseite:**	PubMed Central (PMC)
Publisher:	MDPI		

[s57] - https://pmc.ncbi.nlm.nih.gov/articles/PMC10490081/

Autor:	Masoud Heidari, Yalda Khodadadi Jokar, Shirin Madani, Sharifeh Shahi, Mohammad Sharif Shahi, Mohammad Goli	**Titel:**	Influence of Food Type on Human Psychological–Behavioral Responses and Crime Reduction
von:	Islamic Azad University	**DOI:**	10.3390/nu15173715
Datum:	2023 Aug 25	**Webseite:**	PubMed Central (PMC)
Publisher:	MDPI		

[s58] - https://pmc.ncbi.nlm.nih.gov/articles/PMC2805706/

Autor:	Fernando Gómez-Pinilla	**Titel:**	Brain foods: the effects of nutrients on brain function
von:	University of California at Los Angeles School of Medicine	**DOI:**	10.1038/nrn2421
Datum:	2008 Jul	**Webseite:**	PubMed Central (PMC)
Publisher:	Nature reviews. Neuroscience		

[s59] - https://pmc.ncbi.nlm.nih.gov/articles/PMC8470960/

Autor:	Jip Gudden, Alejandro Arias Vasquez, Mirjam Bloemendaal	**Titel:**	The Effects of Intermittent Fasting on Brain and Cognitive Function
von:	Radboud University Medical Center	**DOI:**	10.3390/nu13093166
Datum:	2021 Sep 10	**Webseite:**	PubMed Central (PMC)
Publisher:	Nutrients		

[s60] - https://pmc.ncbi.nlm.nih.gov/articles/PMC10490081/

Autor:	Masoud Heidari, Yalda Khodadadi Jokar, Shirin Madani, Sharifeh Shahi, Mohammad Sharif Shahi, Mohammad Goli	**Titel:**	Influence of Food Type on Human Psychological–Behavioral Responses and Crime Reduction
von:	Islamic Azad University	**DOI:**	10.3390/nu15173715
Datum:	2023 Aug 25	**Webseite:**	PubMed Central (PMC)
Publisher:	MDPI		

[s61] - https://pmc.ncbi.nlm.nih.gov/articles/PMC5934999/

Autor:	Laura Mandolesi, Arianna Polverino, Simone Montuori, Francesca Foti, Giampaolo Ferraioli, Pierpaolo Sorrentino, Giuseppe Sorrentino	**Titel:**	Effects of Physical Exercise on Cognitive Functioning and Wellbeing: Biological and Psychological Benefits
DOI:	10.3389/fpsyg.2018.00509	**Datum:**	2018 Apr 27
Webseite:	PubMed Central (PMC)	**Publisher:**	Frontiers in Psychology

[s62] - https://www.nia.nih.gov/health/brain-health/cognitive-health-and-older-adults

Titel:	Cognitive Health and Older Adults	**von:**	National Institute on Aging (NIA)
Webseite:	National Institute on Aging	**Publisher:**	National Institute of Health

[s63] - https://www.nia.nih.gov/health/healthy-aging/what-do-we-know-about-healthy-aging

Titel: What Do We Know About Healthy Aging? **von:** National Institute on Aging
Webseite: National Institute on Aging

[s64] - https://www.nia.nih.gov/health/alzheimers-and-dementia/what-do-we-know-about-diet-and-prevention-alzheimers-disease

Titel: What Do We Know About Diet and Prevention of Alzheimer's Disease? **von:** National Institute on Aging (NIA)
Webseite: National Institute on Aging

[s65] - https://pmc.ncbi.nlm.nih.gov/articles/PMC9641984/

Autor: Ibrahim M Dighriri, Abdalaziz M Alsubaie, Fatimah M Hakami, Dalal M Hamithi, Maryam M Alshekh, Fatimah A Khobrani, Fatimah E Dalak, Alanoud A Hakami, Efham H Alsueaadi, Laila S Alsaawi, Saad F Alshammari, Abdullah S Alqahtani, Ibrahim A Alawi, Amal A Aljuaid, Mohammed Q Tawhari **Titel:** Effects of Omega-3 Polyunsaturated Fatty Acids on Brain Functions: A Systematic Review
DOI: 10.7759/cureus.30091 **Datum:** 2022 Oct 9
Webseite: PubMed Central (PMC) **Publisher:** Cureus

[s66] - https://pmc.ncbi.nlm.nih.gov/articles/PMC2805706/

Autor: Fernando Gómez-Pinilla **Titel:** Brain foods: the effects of nutrients on brain function
von: University of California at Los Angeles School of Medicine **DOI:** 10.1038/nrn2421
Datum: 2008 Jul **Webseite:** PubMed Central (PMC)
Publisher: Nature reviews. Neuroscience

[s67] - https://pmc.ncbi.nlm.nih.gov/articles/PMC6093191/

Autor: Konstantinos I Avgerinos, Nikolaos Spyrou, Konstantinos I Bougioukas, Dimitrios Kapogiannis **Titel:** Effects of creatine supplementation on cognitive function of healthy individuals: A systematic review of randomized controlled trials
von: National Center for Biotechnology Information (NCBI) **DOI:** 10.1016/j.exger.2018.04.013
Datum: 2018 Apr 25 **Webseite:** PubMed Central (PMC)
Publisher: Experimental gerontology

[s68] - https://pmc.ncbi.nlm.nih.gov/articles/PMC2805706/

Autor: Fernando Gómez-Pinilla **Titel:** Brain foods: the effects of nutrients on brain function
von: University of California at Los Angeles School of Medicine **DOI:** 10.1038/nrn2421
Datum: 2008 Jul **Webseite:** PubMed Central (PMC)
Publisher: Nature reviews. Neuroscience

[s69] - https://pmc.ncbi.nlm.nih.gov/articles/PMC10083484/
Autor: Seema Puri, Majida Shaheen, Bhanvi Grover
Titel: Nutrition and cognitive health: A life course approach
von: Department of Food and Nutrition, Institute of Home Economics, University of Delhi, New Delhi, India
DOI: 10.3389/fpubh.2023.1023907
Datum: 2023 Mar 27
Webseite: PubMed Central (PMC)
Publisher: Frontiers in Public Health

[s70] - https://pmc.ncbi.nlm.nih.gov/articles/PMC5934999/
Autor: Laura Mandolesi, Arianna Polverino, Simone Montuori, Francesca Foti, Giampaolo Ferraioli, Pierpaolo Sorrentino, Giuseppe Sorrentino
Titel: Effects of Physical Exercise on Cognitive Functioning and Wellbeing: Biological and Psychological Benefits
von: National Center for Biotechnology Information (NCBI)
DOI: 10.3389/fpsyg.2018.00509
Datum: 2018 Apr 27
Webseite: PubMed Central (PMC)
Publisher: Frontiers in Psychology

[s71] - https://pmc.ncbi.nlm.nih.gov/articles/PMC7828103/
Autor: Kathrin Cohen Kadosh, Leilani Muhardi, Panam Parikh, Melissa Basso, Hamid Jan Jan Mohamed, Titis Prawitasari, Folake Samuel, Guansheng Ma, Jan M W Geurts
Titel: Nutritional Support of Neurodevelopment and Cognitive Function in Infants and Young Children—An Update and Novel Insights
DOI: 10.3390/nu13010199
Datum: 2021 Jan 10
Webseite: PubMed Central (PMC)
Publisher: MDPI

[s72] - https://pmc.ncbi.nlm.nih.gov/articles/PMC2805706/
Autor: Fernando Gómez-Pinilla
Titel: Brain foods: the effects of nutrients on brain function
von: University of California at Los Angeles School of Medicine
DOI: 10.1038/nrn2421
Datum: 2008 Jul
Webseite: PubMed Central (PMC)
Publisher: Nature reviews. Neuroscience

[s73] - https://pmc.ncbi.nlm.nih.gov/articles/PMC2805706/
Autor: Fernando Gómez-Pinilla
Titel: Brain foods: the effects of nutrients on brain function
von: University of California at Los Angeles School of Medicine
DOI: 10.1038/nrn2421
Datum: 2008 Jul
Webseite: PubMed Central (PMC)
Publisher: Nature reviews. Neuroscience

[s74] - https://pmc.ncbi.nlm.nih.gov/articles/PMC8470960/
Autor: Jip Gudden, Alejandro Arias Vasquez, Mirjam Bloemendaal
Titel: The Effects of Intermittent Fasting on Brain and Cognitive Function
von: Radboud University Medical Center
DOI: 10.3390/nu13093166
Datum: 2021 Sep 10
Webseite: PubMed Central (PMC)
Publisher: Nutrients

[s75] - https://pmc.ncbi.nlm.nih.gov/articles/PMC11047508/

Autor:	Asma Ayaz, Wajid Zaman, Zsolt Radá k, Yaodong Gu	**Titel:**	Harmony in Motion: Unraveling the Nexus of Sports, Plant-Based Nutrition, and Antioxidants for Peak Performance
DOI:	10.3390/antiox13040437	**Datum:**	2024 Apr 4
Webseite:	PubMed Central (PMC)		

[s76] - https://pmc.ncbi.nlm.nih.gov/articles/PMC6170050/

Autor:	Laura Lachance, Drew Ramsey	**Titel:**	Food, Mood, and Brain Health: Implications for the Modern Clinician
von:	University of Toronto, Columbia University College of Physicians and Surgeons	**Datum:**	2015 Mar-Apr
Webseite:	PubMed Central (PMC)	**Publisher:**	Missouri Medicine

[s77] - https://pubmed.ncbi.nlm.nih.gov/31963141/

Autor:	Tardy AL;Pouteau E;Marquez D; Yilmaz C;Scholey A	**Titel:**	Vitamins and Minerals for Energy, Fatigue and Cognition: A Narrative Review of the Biochemical and Clinical Evidence
DOI:	10.3390/nu12010228	**Datum:**	01/16/2020
Webseite:	PubMed	**Publisher:**	Nutrients

[s78] - https://pmc.ncbi.nlm.nih.gov/articles/PMC8125471/

Autor:	Marcia P Jimenez, Nicole V DeVille, Elise G Elliott, Jessica E Schiff, Grete E Wilt, Jaime E Hart, Peter James	**Titel:**	Associations between Nature Exposure and Health: A Review of the Evidence
DOI:	10.3390/ijerph18094790	**Datum:**	2021 Apr 30
Webseite:	PubMed Central (PMC)	**Publisher:**	International Journal of Environmental Research and Public Health

[s79] - https://pmc.ncbi.nlm.nih.gov/articles/PMC10460155/

Autor:	Kaveena Kunasegaran, Ahamed Miflah Hussain Ismail, Shamala Ramasamy, Justin Vijay Gnanou, Brinnell Annette Caszo, Po Ling Chen	**Titel:**	Understanding mental fatigue and its detection: a comparative analysis of assessments and tools
DOI:	10.7717/peerj.15744	**Datum:**	2023 Aug 23
Webseite:	PubMed Central (PMC)	**Publisher:**	PeerJ

[s80] - https://pmc.ncbi.nlm.nih.gov/articles/PMC5485368/

Autor:	Cristy Phillips	**Titel:**	Lifestyle Modulators of Neuroplasticity: How Physical Activity, Mental Engagement, and Diet Promote Cognitive Health during Aging
von:	National Library of Medicine (NLM); National Institutes of Health (NIH); Department of Health and Human Services (HHS)	**DOI:**	10.1155/2017/3589271
Datum:	2017 Jun 12	**Webseite:**	PubMed Central (PMC)
Publisher:	Neural Plasticity		

[s81] - https://pmc.ncbi.nlm.nih.gov/articles/PMC4960264/
Autor: Joyce Shaffer
Titel: Neuroplasticity and Clinical Practice: Building Brain Power for Health
von University of Washington
DOI: 10.3389/fpsyg.2016.01118
Datum: 2016 Jul 26
Webseite: PubMed Central (PMC)
Publisher: Frontiers in Psychology

[s82] - https://pmc.ncbi.nlm.nih.gov/articles/PMC9016560/
Autor: Anna James, Blake Lawrence, Moira O'Connor
Titel: Healthy Eating as a New Way of Life: A Qualitative Study of Successful Long-Term Diet Change
von: Curtin University
DOI: 10.1177/00469580221090397
Datum: 2022 Apr 13
Webseite: PubMed Central (PMC)

[s83] - https://pmc.ncbi.nlm.nih.gov/articles/PMC7071223/
Autor: Hellas Cena, Philip C Calder
Titel: Defining a Healthy Diet: Evidence for the Role of Contemporary Dietary Patterns in Health and Disease
von: University of Pavia, ICS Maugeri IRCCS, University of Southampton, NIHR Southampton Biomedical Research Centre
DOI: 10.3390/nu12020334
Datum: 2020 Jan 27
Webseite: PubMed Central (PMC)
Publisher: Nutrients

[s84] - https://pmc.ncbi.nlm.nih.gov/articles/PMC10083484/
Autor Seema Puri, Majida Shaheen, Bhanvi Grover
Titel: Nutrition and cognitive health: A life course approach
von: University of Delhi
DOI: 10.3389/fpubh.2023.1023907
Datum: 2023 Mar 27
Webseite: PubMed Central (PMC)
Publisher: Frontiers in Public Health

[s85] - https://pmc.ncbi.nlm.nih.gov/articles/PMC6537457/
Autor: Anel Schoonees, Martani J Lombard, Alfred Musekiwa, Etienne Nel, Jimmy Volmink
Titel: Ready-to-use therapeutic food (RUTF) for home-based nutritional rehabilitation of severe acute malnutrition in children from six months to five years of age
von: Stellenbosch University, North-West University
DOI: 10.1002/14651858.CD009000.pub3
Datum: 2019 May 15
Webseite: PubMed Central (PMC)
Publisher: The Cochrane Database of Systematic Reviews

[s86] - https://pmc.ncbi.nlm.nih.gov/articles/PMC6378489/
Autor: Katherine R Arlinghaus
Titel: The Importance of Creating Habits and Routine
von: University of Houston
DOI: 10.1177/1559827618818044
Datum: 2018 Dec 29
Webseite: PubMed Central (PMC)
Publisher: American Journal of Lifestyle Medicine

[s87] - https://pmc.ncbi.nlm.nih.gov/articles/PMC8313625/
Autor: Sharon Fruh, Susan Williams, Katey Hayes, Caitlyn Hauff, Geoffrey M Hudson, Scott Sittig, Rebecca J Graves, Heather Hall, Jennifer Barinas
Titel: A practical approach to obesity prevention: Healthy home habits
von: University of South Alabama
DOI: 10.1097/JXX.0000000000000556
Datum: 2021 Jan 27
Webseite: PubMed Central (PMC)
Publisher: Journal of the American Association of Nurse Practitioners

---

[s88] - https://pmc.ncbi.nlm.nih.gov/articles/PMC7213043/
Autor: Emily N C Manoogian, Amandine Chaix, Satchidananda Panda
Titel: When to Eat: The Importance of Eating Patterns in Health and Disease
von: Salk Institute for Biological Studies
DOI: 10.1177/0748730419892105
Datum: 2019 Dec 8
Webseite: PubMed Central (PMC)
Publisher: Journal of biological rhythms

[s89] - https://pmc.ncbi.nlm.nih.gov/articles/PMC10083484/
Autor: Seema Puri, Majida Shaheen, Bhanvi Grover
Titel: Nutrition and cognitive health: A life course approach
von: University of Delhi
DOI: 10.3389/fpubh.2023.1023907
Datum: 2023 Mar 27
Webseite: PubMed Central (PMC)
Publisher: Frontiers in Public Health

[s90] - https://pmc.ncbi.nlm.nih.gov/articles/PMC10146651/
Autor: Pilar Codoñer-Franch, Marie Gombert, José Martínez-Raga, María Carmen Cenit
Titel: Circadian Disruption and Mental Health: The Chronotherapeutic Potential of Microbiome-Based and Dietary Strategies
von: National Center for Biotechnology Information (NCBI)
DOI: 10.3390/ijms24087579
Datum: 2023 Apr 20
Webseite: PubMed Central (PMC)
Publisher: International Journal of Molecular Sciences

[s91] - https://pmc.ncbi.nlm.nih.gov/articles/PMC8470960/
Autor: Jip Gudden, Alejandro Arias Vasquez, Mirjam Bloemendaal
Titel: The Effects of Intermittent Fasting on Brain and Cognitive Function
von: Radboud University Medical Center
DOI: 10.3390/nu13093166
Datum: 2021 Sep 10
Webseite: PubMed Central (PMC)
Publisher: Nutrients

[s92] - https://pmc.ncbi.nlm.nih.gov/articles/PMC8992377/
Autor: Robert G Lewis, Ermanno Florio, Daniela Punzo, Emiliana Borrelli
Titel: The Brain's Reward System in Health and Disease
von: School of Medicine, Department of Microbiology and Molecular Genetics, INSERMU1233, Center for Epigenetics and Metabolism, University of California - Irvine, Irvine, CA, USA
DOI: 10.1007/978-3-030-81147-1_4
Datum: 2021
Webseite: PubMed Central (PMC)

[s93] - https://www.niddk.nih.gov/health-information/weight-management/take-charge-health-guide-teenagers

Titel:	Take Charge of Your Health: A Guide for Teenagers - NIDDK	**von:**	National Institute of Diabetes and Digestive and Kidney Diseases (NIDDK)
Datum:	2024-12-13	**Webseite:**	NIDDK
Publisher:	NIDDK - National Institute of Diabetes and Digestive and Kidney Diseases		

[s94] - https://pmc.ncbi.nlm.nih.gov/articles/PMC4288276/

Autor:	Roberta L Duyff, Leann L Birch, Carol Byrd-Bredbenner, Susan L Johnson, Richard D Mattes, Mary M Murphy, Theresa A Nicklas, Brandi Y Rollins, Brian Wansink	**Titel:**	Candy Consumption Patterns, Effects on Health, and Behavioral Strategies to Promote Moderation: Summary Report of a Roundtable Discussion
von:	Duyff Associates, University of Georgia, Rutgers University, University of Colorado, Purdue University, Exponent, Inc., Baylor College of Medicine, Pennsylvania State University, Cornell University	**DOI:**	10.3945/an.114.007302
Datum:	2015 Jan 7	**Webseite:**	PubMed Central (PMC)
Publisher:	Advances in Nutrition		

[s95] - https://pmc.ncbi.nlm.nih.gov/articles/PMC7019743/

Autor:	Dominika Głąbska, Dominika Guzek, Barbara Groele, Krystyna Gutkowska	**Titel:**	Fruit and Vegetable Intake and Mental Health in Adults: A Systematic Review
von:	Warsaw University of Life Sciences (SGGW-WULS)	**DOI:**	10.3390/nu12010115
Datum:	2020 Jan 1	**Webseite:**	PubMed Central (PMC)
Publisher:	Nutrients		

[s96] - https://pmc.ncbi.nlm.nih.gov/articles/PMC7071223/

Autor:	Hellas Cena, Philip C Calder	**Titel:**	Defining a Healthy Diet: Evidence for the Role of Contemporary Dietary Patterns in Health and Disease
von:	University of Pavia, ICS Maugeri IRCCS, University of Southampton, NIHR Southampton Biomedical Research Centre	**DOI:**	10.3390/nu12020334
Datum:	2020 Jan 27	**Webseite:**	PubMed Central (PMC)
Publisher:	Nutrients		

[s97] - https://pmc.ncbi.nlm.nih.gov/articles/PMC7071223/

Autor:	Hellas Cena, Philip C Calder	**Titel:**	Defining a Healthy Diet: Evidence for the Role of Contemporary Dietary Patterns in Health and Disease
von:	University of Pavia, University of Southampton	**DOI:**	10.3390/nu12020334
Datum:	2020 Jan 27	**Webseite:**	PubMed Central (PMC)
Publisher:	Nutrients		

[s98] - https://pmc.ncbi.nlm.nih.gov/articles/PMC2805706/

Autor:	Fernando Gómez-Pinilla	**Titel:**	Brain foods: the effects of nutrients on brain function
von:	University of California at Los Angeles School of Medicine	**DOI:**	10.1038/nrn2421
Datum:	2008 Jul	**Webseite:**	PubMed Central (PMC)
Publisher:	Nature reviews. Neuroscience		

[s99] - https://pmc.ncbi.nlm.nih.gov/articles/PMC10884323/

Autor:	Gia Merlo, Gabrielle Bachtel, Steven G Sugden	**Titel:**	Gut microbiota, nutrition, and mental health
DOI:	10.3389/fnut.2024.1337889	**Datum:**	2024 Feb 9
Webseite:	PubMed Central (PMC)	**Publisher:**	Frontiers in Nutrition

[s100] - https://pmc.ncbi.nlm.nih.gov/articles/PMC2805706/

Autor:	Fernando Gómez-Pinilla	**Titel:**	Brain foods: the effects of nutrients on brain function
von:	University of California at Los Angeles School of Medicine	**DOI:**	10.1038/nrn2421
Datum:	2008 Jul	**Webseite:**	PubMed Central (PMC)
Publisher:	Nature reviews. Neuroscience		

[s101] - https://pmc.ncbi.nlm.nih.gov/articles/PMC6125010/

Autor:	Jessica Martino, Jennifer Pegg, Elizabeth Pegg Frates	**Titel:**	The Connection Prescription: Using the Power of Social Interactions and the Deep Desire for Connectedness to Empower Health and Wellness
DOI:	10.1177/1559827615608788	**Datum:**	2015 Oct 7
Webseite:	PubMed Central (PMC)	**Publisher:**	American Journal of Lifestyle Medicine

[s102] - https://pmc.ncbi.nlm.nih.gov/articles/PMC7457021/

Autor:	Agnieszka Bożek, Paweł F Nowak, Mateusz Blukacz	**Titel:**	The Relationship Between Spirituality, Health-Related Behavior, and Psychological Well-Being
DOI:	10.3389/fpsyg.2020.01997	**Datum:**	2020 Aug 14
Webseite:	PubMed Central (PMC)	**Publisher:**	Frontiers in Psychology

[s103] - https://pmc.ncbi.nlm.nih.gov/articles/PMC10911315/

Autor:	Shiv Gautam, Akhilesh Jain, Jigneshchandra Chaudhary, Manaswi Gautam, Manisha Gaur, Sandeep Grover	**Titel:**	Concept of mental health and mental well-being, it's determinants and coping strategies
DOI:	10.4103/indianjpsychiatry.indianjpsychiatry_707_23	**Datum:**	2024 Jan 24
Webseite:	PubMed Central (PMC)	**Publisher:**	Indian Journal of Psychiatry

[s104] - https://pmc.ncbi.nlm.nih.gov/articles/PMC5765853/

Autor:	Clancy Blair, C Cybele Raver	**Titel:**	Poverty, Stress, and Brain Development: New Directions for Prevention and Intervention
DOI:	10.1016/j.acap.2016.01.010	**Datum:**	2016 Apr
Webseite:	PubMed Central (PMC)	**Publisher:**	Academic pediatrics

[s105] - https://pmc.ncbi.nlm.nih.gov/articles/PMC4975085/

Autor:	Dominika Kwasnicka, Stephan U Dombrowski, Martin White, Falko Sniehotta	**Titel:**	Theoretical explanations for maintenance of behaviour change: a systematic review of behaviour theories
DOI:	10.1080/17437199.2016.1151372	**Datum:**	2016 Mar 7
Webseite:	PubMed Central (PMC)	**Publisher:**	Taylor & Francis

[s106] - https://pmc.ncbi.nlm.nih.gov/articles/PMC5934999/

Autor:	Laura Mandolesi, Arianna Polverino, Simone Montuori, Francesca Foti, Giampaolo Ferraioli, Pierpaolo Sorrentino, Giuseppe Sorrentino	**Titel:**	Effects of Physical Exercise on Cognitive Functioning and Wellbeing: Biological and Psychological Benefits
von:	PubMed Central (PMC)	**DOI:**	10.3389/fpsyg.2018.00509
Datum:	2018 Apr 27	**Webseite:**	PMC
Publisher:	Frontiers in Psychology		

[s107] - https://pmc.ncbi.nlm.nih.gov/articles/PMC10453506/

Autor:	Marcella Di Cara, Chiara Rizzo, Francesco Corallo, Davide Cardile, Rocco Salvatore Calabrò, Angelo Quartarone, Martina Buda, Francesca Cucinotta	**Titel:**	Avoidant Restrictive Food Intake Disorder: A Narrative Review of Types and Characteristics of Therapeutic Interventions
von:	IRCCS Centro Neurolesi Bonino-Pulejo	**DOI:**	10.3390/children10081297
Datum:	2023 Jul 28	**Webseite:**	PubMed Central (PMC)
Publisher:	Children		

[s108] - https://pmc.ncbi.nlm.nih.gov/articles/PMC6367881/

Autor:	James M Rippe	**Titel:**	Lifestyle Medicine: The Health Promoting Power of Daily Habits and Practices
von:	Rippe Lifestyle Institute, Shrewsbury, Massachusetts	**DOI:**	10.1177/1559827618785554
Datum:	2018 Jul 20	**Webseite:**	PubMed Central (PMC)
Publisher:	American Journal of Lifestyle Medicine		

[s109] - https://pmc.ncbi.nlm.nih.gov/articles/PMC3583891/

Autor:	Silke K Schagen, Vasiliki A Zampeli, Evgenia Makrantonaki, Christos C Zouboulis	**Titel:**	Discovering the link between nutrition and skin aging
von:	National Center for Biotechnology Information (NCBI)	**DOI:**	10.4161/derm.22876
Datum:	2012 Jul 1	**Webseite:**	PubMed Central (PMC)
Publisher:	Dermato-endocrinology		

[s110] - https://pmc.ncbi.nlm.nih.gov/articles/PMC10547923/

Autor:	Jin Feng, Youle Zheng, Mingyue Guo, Irma Ares, Marta Martínez, Bernardo Lopez-Torres, María-Rosa Martínez-Larrañaga, Xu Wang, Arturo Anadón, María-Aránzazu Martínez	**Titel:**	Oxidative stress, the blood–brain barrier and neurodegenerative diseases: The critical beneficial role of dietary antioxidants
DOI:	10.1016/j.apsb.2023.07.010	**Datum:**	2023 Jul 16
Webseite:	PubMed Central (PMC)	**Publisher:**	Acta Pharmaceutica Sinica. B

[s111] - https://pmc.ncbi.nlm.nih.gov/articles/PMC5619257/
Autor: Ai-Ling Lin, Ishita Parikh, Jared D Hoffman, David Ma **Titel:** Neuroimaging Biomarkers of Caloric Restriction on Brain Metabolic and Vascular Functions
von: University of Kentucky **DOI:** 10.1007/s13668-017-0187-9
Datum: 2017 Mar **Webseite:** PubMed Central (PMC)
Publisher: Current nutrition reports

[s112] - https://pmc.ncbi.nlm.nih.gov/articles/PMC5908316/
Autor: Carolina Simioni, Giorgio Zauli, Alberto M Martelli, Marco Vitale, Gianni Sacchetti, Arianna Gonelli, Luca M Neri **Titel:** Oxidative stress: role of physical exercise and antioxidant nutraceuticals in adulthood and aging
von: University of Ferrara, University of Bologna, University of Parma **DOI:** 10.18632/oncotarget.24729
Datum: 2018 Mar 30 **Webseite:** PubMed Central (PMC)
Publisher: Oncotarget

[s113] - https://pmc.ncbi.nlm.nih.gov/articles/PMC8202894/
Autor: Priscila Viana Carapeto, Cristina Aguayo-Mazzucato **Titel:** Effects of exercise on cellular and tissue aging
von: Joslin Diabetes Center, Harvard Medical School **DOI:** 10.18632/aging.203051
Datum: 2021 May 13 **Webseite:** PubMed Central (PMC)
Publisher: Aging (Albany NY)

[s114] - https://www.nia.nih.gov/health/brain-health/cognitive-health-and-older-adults
Titel: Cognitive Health and Older Adults **von:** National Institute on Aging (NIA)
Webseite: National Institute on Aging **Publisher:** National Institutes of Health (NIH)

[s115] - https://pmc.ncbi.nlm.nih.gov/articles/PMC6787147/
Autor: Jacobo Mintzer, Keaveny Anne Donovan, Arianne Zokas Kindy, Sarah Lenz Lock, Lindsay R Chura, Nicholas Barracca **Titel:** Lifestyle Choices and Brain Health
von: AARP, Global Council on Brain Health **DOI:** 10.3389/fmed.2019.00204
Datum: 2019 Oct 4 **Webseite:** PubMed Central (PMC)
Publisher: Frontiers in Medicine

[s116] - https://pmc.ncbi.nlm.nih.gov/articles/PMC7366948/
Autor: Gary W Small, Jooyeon Lee, Aaron Kaufman, Jason Jalil, Prabha Siddarth, Himaja Gaddipati, Teena D Moody, Susan Y Bookheimer **Titel:** Brain health consequences of digital technology use
DOI: 10.31887/DCNS.2020.22.2/gsmall **Datum:** 2020 Jun
Webseite: PubMed Central (PMC) **Publisher:** Dialogues in Clinical Neuroscience

[s117] - https://pmc.ncbi.nlm.nih.gov/articles/PMC7322666/
Autor: Joseph Firth, James E Gangwisch, Alessandra Borsini, Robyn E Wootton, Emeran A Mayer **Titel:** Food and mood: how do diet and nutrition affect mental wellbeing?
DOI: 10.1136/bmj.m2382 **Datum:** 2020 Jun 29
Webseite: PubMed Central (PMC) **Publisher:** The BMJ

[s118] - https://pmc.ncbi.nlm.nih.gov/articles/PMC10083484/

Autor:	Seema Puri, Majida Shaheen, Bhanvi Grover	**Titel:**	Nutrition and cognitive health: A life course approach
von:	University of Delhi	**DOI:**	10.3389/fpubh.2023.1023907
Datum:	2023 Mar 27	**Webseite:**	PubMed Central (PMC)
Publisher:	Frontiers in Public Health		

[s119] - https://pmc.ncbi.nlm.nih.gov/articles/PMC7699472/

Autor:	Nicole Jacqueline Jensen, Helena Zander Wodschow, Malin Nilsson, Jø rgen Rungby	**Titel:**	Effects of Ketone Bodies on Brain Metabolism and Function in Neurodegenerative Diseases
von:	Department of Endocrinology, Bispebjerg University Hospital, 2400 Copenhagen, Denmark, Copenhagen Center for Translational Research, Copenhagen University Hospital, Bispebjerg and Frederiksberg, 2400 Copenhagen, Denmark	**DOI:**	10.3390/ijms21228767
Datum:	2020 Nov 20	**Webseite:**	PubMed Central (PMC)
Publisher:	International Journal of Molecular Sciences		

[s120] - https://pmc.ncbi.nlm.nih.gov/articles/PMC7690784/

Autor:	Anna Atlante, Giuseppina Amadoro, Antonella Bobba, Valentina Latina	**Titel:**	Functional Foods: An Approach to Modulate Molecular Mechanisms of Alzheimer's Disease
von:	Institute of Biomembranes, Bioenergetics and Molecular Biotechnologies (IBIOM)-CNR; Institute of Translational Pharmacology (IFT)-CNR; European Brain Research Institute (EBRI)	**DOI:**	10.3390/cells9112347
Datum:	2020 Oct 23	**Webseite:**	PMC
Publisher:	Cells		

[s121] - https://pmc.ncbi.nlm.nih.gov/articles/PMC10083484/

Autor:	Seema Puri, Majida Shaheen, Bhanvi Grover	**Titel:**	Nutrition and cognitive health: A life course approach
von:	Department of Food and Nutrition, Institute of Home Economics, University of Delhi, New Delhi, India	**DOI:**	10.3389/fpubh.2023.1023907
Datum:	2023 Mar 27	**Webseite:**	PubMed Central (PMC)
Publisher:	Frontiers in Public Health		

[s122] - https://pmc.ncbi.nlm.nih.gov/articles/PMC11631615/

Autor:	Pasquale Picone, Antonella Girgenti, Miriam Buttacavoli, Domenico Nuzzo	**Titel:**	Enriching the Mediterranean diet could nourish the brain more effectively
von:	Institute for Biomedical Research and Innovation, National Research Council of Italy, Palermo, Italy; Department of Biomedicine, Neuroscience and Advanced Diagnostics (Bi.N.D), University of Palermo, Palermo, Italy	**DOI:**	10.3389/fnut.2024.1489489
Datum:	2024 Nov 27	**Webseite:**	PubMed Central (PMC)
Publisher:	Frontiers in Nutrition		

[s123] - https://pmc.ncbi.nlm.nih.gov/articles/PMC8470960/

Autor:	Jip Gudden, Alejandro Arias Vasquez, Mirjam Bloemendaal	**Titel:**	The Effects of Intermittent Fasting on Brain and Cognitive Function
von:	Radboud University Medical Center	**DOI:**	10.3390/nu13093166
Datum:	2021 Sep 10	**Webseite:**	PubMed Central (PMC)
Publisher:	Nutrients		

[s124] - https://pmc.ncbi.nlm.nih.gov/articles/PMC5934999/

Autor:	Laura Mandolesi, Arianna Polverino, Simone Montuori, Francesca Foti, Giampaolo Ferraioli, Pierpaolo Sorrentino, Giuseppe Sorrentino	**Titel:**	Effects of Physical Exercise on Cognitive Functioning and Wellbeing: Biological and Psychological Benefits
DOI:	10.3389/fpsyg.2018.00509	**Datum:**	2018 Apr 27
Webseite:	PubMed Central (PMC)	**Publisher:**	Frontiers in Psychology

[s125] - https://www.nia.nih.gov/health/alzheimers-and-dementia/what-do-we-know-about-diet-and-prevention-alzheimers-disease

Titel:	What Do We Know About Diet and Prevention of Alzheimer's Disease?	**von:**	National Institute on Aging (NIA)
Webseite:	National Institute on Aging		

[s126] - https://pmc.ncbi.nlm.nih.gov/articles/PMC9824801/

Autor:	Monika Fekete, Zsofia Szarvas, Vince Fazekas-Pongor, Agnes Feher, Tamas Csipo, Judit Forrai, Norbert Dosa, Anna Peterfi, Andrea Lehoczki, Stefano Tarantini, Janos Tamas Varga	**Titel:**	Nutrition Strategies Promoting Healthy Aging: From Improvement of Cardiovascular and Brain Health to Prevention of Age-Associated Diseases
von:	Semmelweis University, The University of Oklahoma Health Sciences Center, Peggy and Charles Stephenson Oklahoma Cancer Center	**DOI:**	10.3390/nu15010047
Datum:	2022 Dec 22	**Webseite:**	PubMed Central (PMC)
Publisher:	Nutrients		

[s127] - https://pmc.ncbi.nlm.nih.gov/articles/PMC11631615/

Autor:	Pasquale Picone, Antonella Girgenti, Miriam Buttacavoli, Domenico Nuzzo	**Titel:**	Enriching the Mediterranean diet could nourish the brain more effectively
von:	Institute for Biomedical Research and Innovation, National Research Council of Italy; Department of Biomedicine, Neuroscience and Advanced Diagnostics (Bi.N.D), University of Palermo	**DOI:**	10.3389/fnut.2024.1489489
Datum:	2024 Nov 27	**Webseite:**	PubMed Central (PMC)
Publisher:	Frontiers in Nutrition		

[s128] - https://www.ncbi.nlm.nih.gov/books/NBK572145/

Autor:	Aisha Farhana; Anis Rehman	**Titel:**	Metabolic Consequences of Weight Reduction
von:	StatPearls Publishing	**Datum:**	2023/07/10
Webseite:	NCBI Bookshelf	**Publisher:**	StatPearls Publishing

[s129] - https://pmc.ncbi.nlm.nih.gov/articles/PMC5449130/

Autor:	Goran Medic, Micheline Wille, Michiel EH Hemels	**Titel:**	Short- and long-term health consequences of sleep disruption
von:	Horizon Pharma B.V.; University of Groningen	**DOI:**	10.2147/NSS.S134864
Datum:	2017 May 19	**Webseite:**	PubMed Central (PMC)
Publisher:	Nature and Science of Sleep		

[s130] - https://pmc.ncbi.nlm.nih.gov/articles/PMC5137920/

Autor:	Agnese Mariotti	**Titel:**	The effects of chronic stress on health: new insights into the molecular mechanisms of brain–body communication
DOI:	10.4155/fso.15.21	**Datum:**	2015 Nov 1
Webseite:	PubMed Central (PMC)	**Publisher:**	Future Science OA

[s131] - https://pmc.ncbi.nlm.nih.gov/articles/PMC2805706/

Autor:	Fernando Gómez-Pinilla	**Titel:**	Brain foods: the effects of nutrients on brain function
von:	University of California at Los Angeles School of Medicine	**DOI:**	10.1038/nrn2421
Datum:	2008 Jul	**Webseite:**	PubMed Central (PMC)
Publisher:	Nature reviews. Neuroscience		

[s132] - https://www.nia.nih.gov/health/brain-health/cognitive-health-and-older-adults

Titel:	Cognitive Health and Older Adults	**von:**	National Institute on Aging (NIA)
Webseite:	National Institute on Aging	**Publisher:**	National Institutes of Health (NIH)

[s133] - https://pmc.ncbi.nlm.nih.gov/articles/PMC10631302/

Autor:	Anushree Modak, Vaishnavi Ronghe, Kavita P Gomase	**Titel:**	The Psychological Benefits of Breastfeeding: Fostering Maternal Well-Being and Child Development
von:	Datta Meghe Institute of Higher Education & Research	**DOI:**	10.7759/cureus.46730
Datum:	2023 Oct 9	**Webseite:**	PubMed Central (PMC)
Publisher:	Cureus		

[s134] - https://pmc.ncbi.nlm.nih.gov/articles/PMC9772031/

Autor:	Camelia Munteanu, Betty Schwartz	**Titel:**	The relationship between nutrition and the immune system
von:	University of Agricultural Sciences and Veterinary Medicine Cluj-Napoca, The Hebrew University of Jerusalem	**DOI:**	10.3389/fnut.2022.1082500
Datum:	2022 Dec 8	**Webseite:**	PubMed Central (PMC)
Publisher:	Frontiers in Nutrition		

[s135] - https://pmc.ncbi.nlm.nih.gov/articles/PMC10625129/

Autor:	Jing Ji, Weilin Jin, Shuang-Jiang Liu, Zuoyi Jiao, Xiangkai Li	**Titel:**	Probiotics, prebiotics, and postbiotics in health and disease
DOI:	10.1002/mco2.420	**Datum:**	2023 Nov 4
Webseite:	PubMed Central (PMC)		

[s136] - https://pmc.ncbi.nlm.nih.gov/articles/PMC9903079/

Autor:	Amira Kassis, Marie-Claire Fichot, Marie-Noelle Horcajada, Astrid M H Horstman, Peter Duncan, Gabriela Bergonzelli, Nicolas Preitner, Diane Zimmermann, Nabil Bosco, Karine Vidal, Laurence Donato-Capel	**Titel:**	Nutritional and lifestyle management of the aging journey: A narrative review
von:	Whiteboard Nutrition Science, Nestlé Research	**DOI:**	10.3389/fnut.2022.1087505
Datum:	2023 Jan 24	**Webseite:**	PubMed Central (PMC)
Publisher:	Frontiers in Nutrition		

[s137] - https://pmc.ncbi.nlm.nih.gov/articles/PMC5934999/

Autor:	Laura Mandolesi, Arianna Polverino, Simone Montuori, Francesca Foti, Giampaolo Ferraioli, Pierpaolo Sorrentino, Giuseppe Sorrentino	**Titel:**	Effects of Physical Exercise on Cognitive Functioning and Wellbeing: Biological and Psychological Benefits
von:	National Center for Biotechnology Information (NCBI)	**DOI:**	10.3389/fpsyg.2018.00509
Datum:	2018 Apr 27	**Webseite:**	PubMed Central (PMC)
Publisher:	Frontiers in Psychology		

[s138] - https://pmc.ncbi.nlm.nih.gov/articles/PMC7322666/

Autor:	Joseph Firth, James E Gangwisch, Alessandra Borsini, Robyn E Wootton, Emeran A Mayer	**Titel:**	Food and mood: how do diet and nutrition affect mental wellbeing?
DOI:	10.1136/bmj.m2382	**Datum:**	2020 Jun 29
Webseite:	PubMed Central (PMC)	**Publisher:**	The BMJ

[s139] - https://pmc.ncbi.nlm.nih.gov/articles/PMC10083484/

Autor:	Seema Puri, Majida Shaheen, Bhanvi Grover	**Titel:**	Nutrition and cognitive health: A life course approach
von:	Department of Food and Nutrition, Institute of Home Economics, University of Delhi, New Delhi, India	**DOI:**	10.3389/fpubh.2023.1023907
Datum:	2023 Mar 27	**Webseite:**	PubMed Central (PMC)
Publisher:	Frontiers in Public Health		

[s140] - https://pmc.ncbi.nlm.nih.gov/articles/PMC2805706/

Autor:	Fernando Gómez-Pinilla	**Titel:**	Brain foods: the effects of nutrients on brain function
von:	University of California at Los Angeles School of Medicine	**DOI:**	10.1038/nrn2421
Datum:	2008 Jul	**Webseite:**	PubMed Central (PMC)
Publisher:	Nature reviews. Neuroscience		

Bild-Quellen

Die nicht aufgelisteten Bilder stammen entweder aus eigener Erstellung oder wurden mit entsprechender Lizenz erworben. Für diese Bilder sind alle Rechte vorbehalten.

Für alle anderen, hier aufgelisteten Bilder gilt:
Keines der Bilder wurde verändert, lediglich die Auflösung wurde angepasst. In der eBook-Version wurden die Bilder zu nummerierten Collagen zusammengestellt. Alle Bilder unterliegen weiterhin ihrer ursprünglichen Lizenz und werden gemäß ihrer jeweiligen Lizenzbestimmungen verwendet. Sollten Sie Fehler bei der Zuordnung oder andere Unstimmigkeiten entdecken, kontaktieren Sie uns bitte.

Datum der finalen Bildprüfung: 2025-02-18.

Verwendete Lizenz

CC0 http://creativecommons.org/publicdomain/zero/1.0/deed.en

Bildnachweise

[i1] - 001_001_001_image_bluthirnschranke.jpeg
https://upload.wikimedia.org/wikipedia/commons/3/39/Unctional_complex_and_pinocytotic_vesicles_-_embryonic_brain_-_TEM.jpg

Date:	2006-11-02	**von:**	Patho
Künstler:	Louisa Howard, Miguel Marin-Padilla	**License:**	Public domain

[i2] - 001_001_003_image_hypothalamus.jpeg
https://upload.wikimedia.org/wikipedia/commons/b/b6/Hypothalamus.jpg

Date:	2005-07-06	**von:**	Methoxyroxy~commonswiki
License:	Public domain		

[i3] - 001_001_003_image_jod.jpeg
https://upload.wikimedia.org/wikipedia/commons/c/c2/Iodine-sample.jpg

Date:	16 May 2007	**von:**	Benjah-bmm27
License:	Public domain		

[i4] - 001_002_001_image_darmzotten.jpeg
https://upload.wikimedia.org/wikipedia/commons/4/4c/Cross-section_histology_of_small_intestinal_villi_of_the_terminal_ileum.jpg

Date:	2021-08-16	**von:**	Mikael Häggström
License:	CC0		

[i5] - 001_002_002_image_mikrovilli.jpeg
https://upload.wikimedia.org/wikipedia/commons/f/f2/Human_jejunum_microvilli_2_-_TEM.jpg

Date:	2006-10-07	**von:**	Patho
Künstler:	Louisa Howard, Katherine Connollly	**License:**	Public domain

[i6] - 001_002_003_image_gehirn.jpeg
https://upload.wikimedia.org/wikipedia/commons/5/50/Computed_tomography_of_human_brain_-_large.png

Date:	Uploaded	**von:**	Shashi.
Künstler:	Mikael Häggström	**License:**	CC0

[i7] - 001_002_003_image_nahrungsergaenzungsmittel.jpeg
https://upload.wikimedia.org/wikipedia/commons/f/f1/Iodine_pills.jpg

Date:	2014-12-02	**von:**	Mx. Granger
License:	CC0		

[i8] - 001_002_003_image_neurotropher_faktor.jpeg
https://upload.wikimedia.org/wikipedia/commons/a/aa/BDNF_NT4.png

Date:	2023-12-20	**von:**	·Solembum·
License:	CC0		

[i9] - 001_003_002_image_antikoerper.jpeg
https://upload.wikimedia.org/wikipedia/commons/7/79/Monoclonal_antibodies_%284%29.jpg

Date:	1980	**von:**	Fæ
Künstler:	Linda Bartlett (Photographer)	**License:**	Public domain

[i10] - 001_003_002_image_immunzellen.jpeg
https://upload.wikimedia.org/wikipedia/commons/8/82/SEM_blood_cells.jpg

Date:	Date	**von:**	Tm
Künstler:	Bruce Wetzel (photographer). Harry Schaefer (photographer)	**License:**	Public domain

[i11] - 002_001_001_image_tryptophan.jpeg
https://upload.wikimedia.org/wikipedia/commons/0/0c/Tryptophan-from-xtal-3D-sf.png

Date:	2020-12-24	**von:**	Benjah-bmm27
Künstler:	Ben Mills	**License:**	Public domain

[i12] - 002_001_002_image_magnesium.jpeg
https://upload.wikimedia.org/wikipedia/commons/a/a1/FoodSourcesOfMagnesium.jpg

Date:	unbekannt	**von:**	17Drew~commonswiki
Künstler:	Peggy Greb	**License:**	Public domain

[i13] - 002_001_002_image_serotonin.jpeg
https://upload.wikimedia.org/wikipedia/commons/7/71/Serotonin_transporter_1_in_green%2C_tyrosine_hydroxylase_in_red_and_nuclear_DNA_in_blue_in_a_region_of_rat_brain.jpg

Date:	2024-06-11	**von:**	GerryShaw
License:	CC0		

[i14] - 002_001_002_image_mediterrane_kueche.jpeg
https://upload.wikimedia.org/wikipedia/commons/8/8b/Michael_Taylor_and_colleagues_visit_the_farm_stand_owned_by_the_Spear_family_in_Waldoboro.jpg

Date:	2013-08-18	**von:**	Darlenefrivera
Künstler:	The U.S. Food and Drug Administration	**License:**	Public domain

[i15] - 002_001_002_image_omega3fettsaeuren.jpeg
https://upload.wikimedia.org/wikipedia/commons/f/fb/Sunsplash_omega3_leinsameno.jpg

Date:	2005-08-07	**von:**	VisualBeo
Künstler:	Christian H.	**License:**	Public domain

[i16] - 002_002_001_image_neurodegenerative_erkrankungen.jpeg
https://upload.wikimedia.org/wikipedia/commons/f/f5/NPC_Brain_%2824065423395%29.png

Date:	2015-12-30	**von:**	Ser Amantio di Nicolao
Künstler:	NIH Image Gallery	**License:**	Public domain

[i17] - 002_002_002_image_kraeutertee.jpeg
https://upload.wikimedia.org/wikipedia/commons/5/5d/Herbal_Tea_%28Unsplash%29.jpg

Date:	2016-04-20	**von:**	Fæ
Künstler:	gaellemm	**License:**	CC0

[i18] - 002_003_001_image_blutzuckerspiegel.jpeg
https://upload.wikimedia.org/wikipedia/commons/f/f7/Testing_Blood_Sugar_Levels.jpg

Date:	2015-05-20	**von:**	Laurajohnson09
Künstler:	Reversing Your Diabetes Today	**License:**	CC0

[i19] - 002_003_001_image_heisshungerattacken.jpeg
https://upload.wikimedia.org/wikipedia/commons/d/d2/Cravings_%28Unsplash%29.jpg

Date:	Taken	**von:**	Fæ
Künstler:	brookelark	**License:**	CC0

[i20] - 002_003_001_image_stoffwechsel.jpeg
https://upload.wikimedia.org/wikipedia/commons/2/22/ATP-3D-vdW.png

Date:	2007-01-21	**von:**	Benjah-bmm27
License:	Public domain		

[i21] - 002_003_002_image_huelsenfruechte.jpeg
https://upload.wikimedia.org/wikipedia/commons/e/e7/Various_legumes.jpg

Date:	2013-12-13	**von:**	FarnhamJ
Künstler:	Keith Weller, Agricultural Research Service, USDA	**License:**	Public domain

[i22] - 002_003_002_image_nuesse.jpeg
https://upload.wikimedia.org/wikipedia/commons/a/ae/Pecans%2C_hazelnuts%2C_walnuts%2C_almonds%2C_Brazil_nuts_on_a_table_with_logs_2.jpg

Date:	2016-12-22	**von:**	Baileynorwood
License:	CC0		

[i23] - 002_003_003_image_vollkornprodukte.jpeg
https://upload.wikimedia.org/wikipedia/commons/3/30/Pork_liver_pate_with_mushrooms%2C_pickled_garlic%2C_and_capers%2C_on_whole_grain_bread_-_Massachusetts.jpg

Date:	9 July 2024	**von:**	Daderot
License:	CC0		

[i24] - 003_001_003_image_blutgefaess.jpeg
https://upload.wikimedia.org/wikipedia/commons/a/ac/Histopathology_of_postmortem_bacterial_growth_in_a_cerebral_blood_vessel.jpg

Date:	2021-07-14	**von:**	Mikael Häggström
License:	CC0		

[i25] - 003_001_003_image_yoga.jpeg
https://upload.wikimedia.org/wikipedia/commons/5/53/Rabies_negri_bodies_brain.jpg

Date:	2007-01-23	**von:**	Patho
Künstler:	CDC/Dr. Makonnen Fekadu	**License:**	Public domain

[i26] - 003_002_001_image_neuroplastizitaet.jpeg
https://upload.wikimedia.org/wikipedia/commons/d/de/Neuroplasticity.jpg

Date:	2020-11-11	**von:**	Neuroscience49
Künstler:	Lauren Moriarty	**License:**	CC0

[i27] - 003_002_002_image_brainderived_neurotrophic_factor.jpeg
https //upload.wikimedia.org/wikipedia/commons/c/c0/BDNF_1BND.jpg

Date:	2010-11-04	**von:**	Ayacop
License:	Public domain		

[i28] - 003_003_003_image_joggen.jpeg
https://upload.wikimedia.org/wikipedia/commons/f/f0/Jogging_man_betweeen_running_light_figures_on_the_Tororto_bridge%3B_free_photo_Amsterdam%2C_Fons_Heijnsbroek%2C_06-01-2022.jpg

Date:	2022-01-06	**von:**	FotoDutch
Künstler:	Fons Heijnsbroek	**License:**	CC0

[i29] - 003_003_003_image_meditation.jpeg
https://upload.wikimedia.org/wikipedia/commons/0/00/Meditation_Focus_Point.jpg

Date:	2024-12-12	**von:**	Bondigoldwiki
License:	CC0		

[i30] - 004_001_002_image_einkaufsliste.jpeg
https://upload.wikimedia.org/wikipedia/commons/b/b6/Shopping_list_id_231129.jpg

Date:	2023-11-29	**von:**	Creutzen
License:	CC0		

[i31] - 004_001_002_image_lebensmittel.jpeg
https://upload.wikimedia.org/wikipedia/commons/6/6d/Good_Food_Display_-_NCI_Visuals_Online.jpg

Date:	1988-12	**von:**	Lobo
Künstler:	Unknown authorUnknown author	**License:**	Public domain

[i32] - 004_001_002_image_supermarkt.jpeg
https://upload.wikimedia.org/wikipedia/commons/5/54/Supermarket_Naivas.jpg

Date:	2022-03-05	**von:**	Safaritravelplus
Künstler:	safaritravelplus	**License:**	CC0

[i33] - 004_001_003_image_vollkornnudeln.jpeg
https://upload.wikimedia.org/wikipedia/commons/b/be/Sour_pasta_with_tomatoes_and_spinach.jpg

Date:	2023-11-20	**von:**	Perunana
License:	CC0		

[i34] - 004_002_001_image_autophagie.jpeg
https://upload.wikimedia.org/wikipedia/commons/8/87/Autophagosomes.jpg

Date:	2009	**von:**	Genericuser
License	Public domain		

[i35] - 004_002_002_image_portionsgroesse.jpeg
https://upload.wikimedia.org/wikipedia/commons/d/dd/USDA_Eat_Healthy_Food_Group_Gallery_serving_size_half_cup_%28125mL%29_of_fruit_cocktail.jpg

Date:	20 November 2020	**von:**	WhatamIdoing
Künstler:	United States Department of Agriculture	**License:**	Public domain

[i36] - 004_002_003_image_makronaehrstoff.jpeg
https://upload.wikimedia.org/wikipedia/commons/c/c1/Spoonful_of_cereal.jpg

Date:	2000-08	**von:**	Ed g2s
Künstler:	Scott Bauer, USDA ARS	**License:**	Public domain

[i37] - 004_003_001_image_kognitive_defizite.jpeg
https://upload.wikimedia.org/wikipedia/commons/2/27/AllochiriaClock.png

Date:	2010-12-05	**von:**	Dhru4you
License:	Public domain		

[i38] - 004_003_001_image_neuronale_verknuepfungen.jpeg
https://upload.wikimedia.org/wikipedia/commons/a/a1/Scrapie_prions.jpg

Date:	2011	**von:**	M Groenewold
Künstler:	National Institute of Allergy and Infectious Diseases (NIAID)	**License:**	Public domain

[i39] - 004_003_002_image_stressoren.jpeg
https://upload.wikimedia.org/wikipedia/commons/6/62/Canva_-_Woman_Feeling_Emotional_Stress.jpg

Date:	2016-07-04	**von:**	Carovinc2
Künstler:	MismibaTinasheMadando	**License:**	CC0

[i40] - 005_001_001_image_ampk.jpeg
https://upload.wikimedia.org/wikipedia/commons/5/54/PDB_2qr1_EBI.png

Date:	2009-06-12	**von:**	DonabelSDSU.bot
Künstler:	European Bioinformatics Institute	**License:**	Public domain

[i41] - 005_001_001_image_insulinrezeptor.jpeg
https://upload.wikimedia.org/wikipedia/commons/2/27/Detection_of_insulin_in_the_rat_pancreas_by_immunohistochemistry.jpg

Date:	2024-10-23	**von:**	Vladyslava Meshko
License:	CC0		

[i42] - 005_001_001_image_mitochondrium.jpeg
https://upload.wikimedia.org/wikipedia/commons/e/e3/Bone_cancer_cell_%2820683459225%29.jpg

Date:	2014-04-21	**von:**	Ser Amantio di Nicolao
Künstler:	NIH Image Gallery	**License:**	Public domain

[i43] - 005_003_002_image_monozyten.jpeg
https://upload.wikimedia.org/wikipedia/commons/7/78/Monocytes.jpg

Date:	2018-03-30	**von:**	Torianiknst
Künstler:	toryaniknst	**License:**	CC0

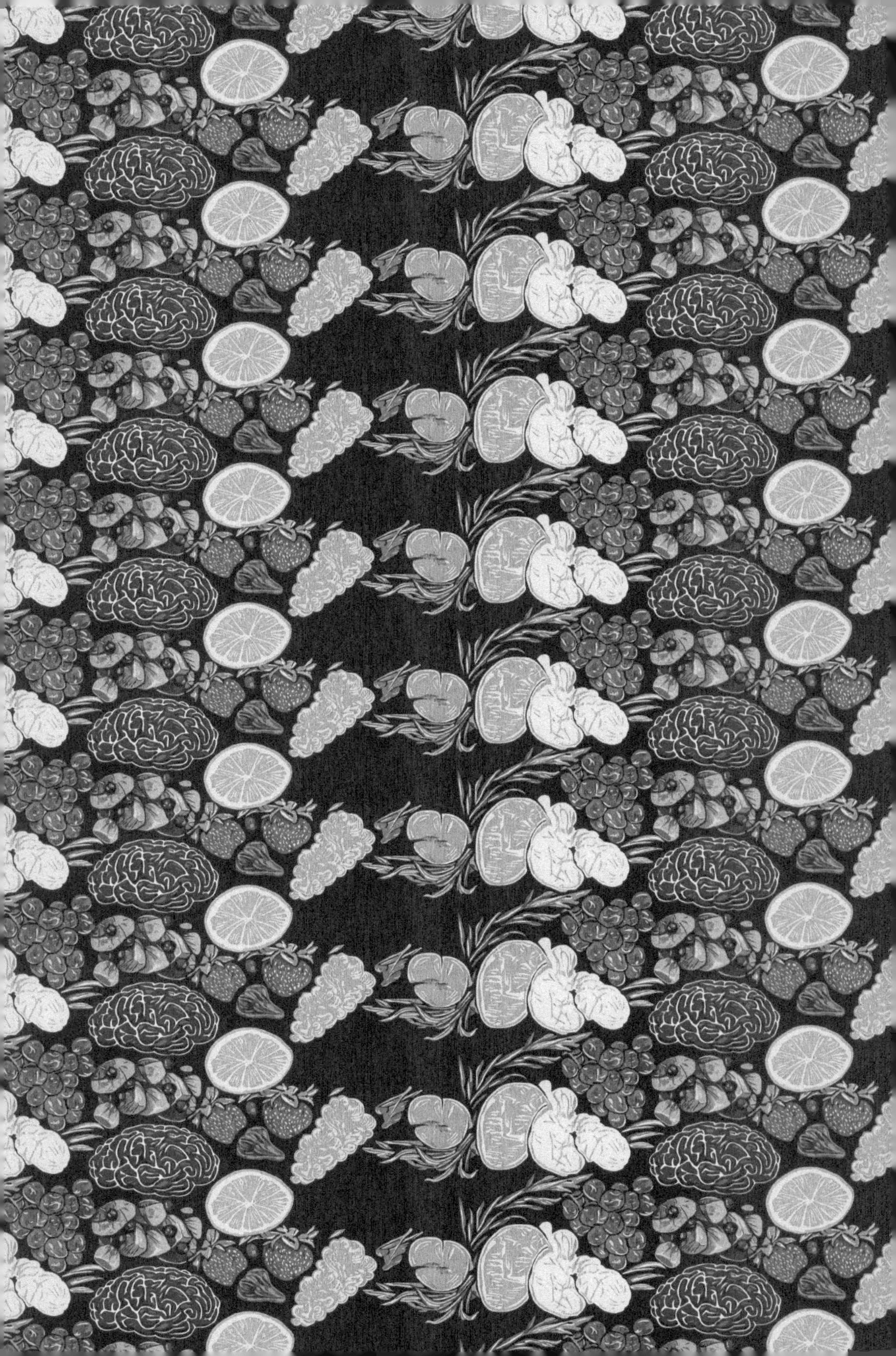

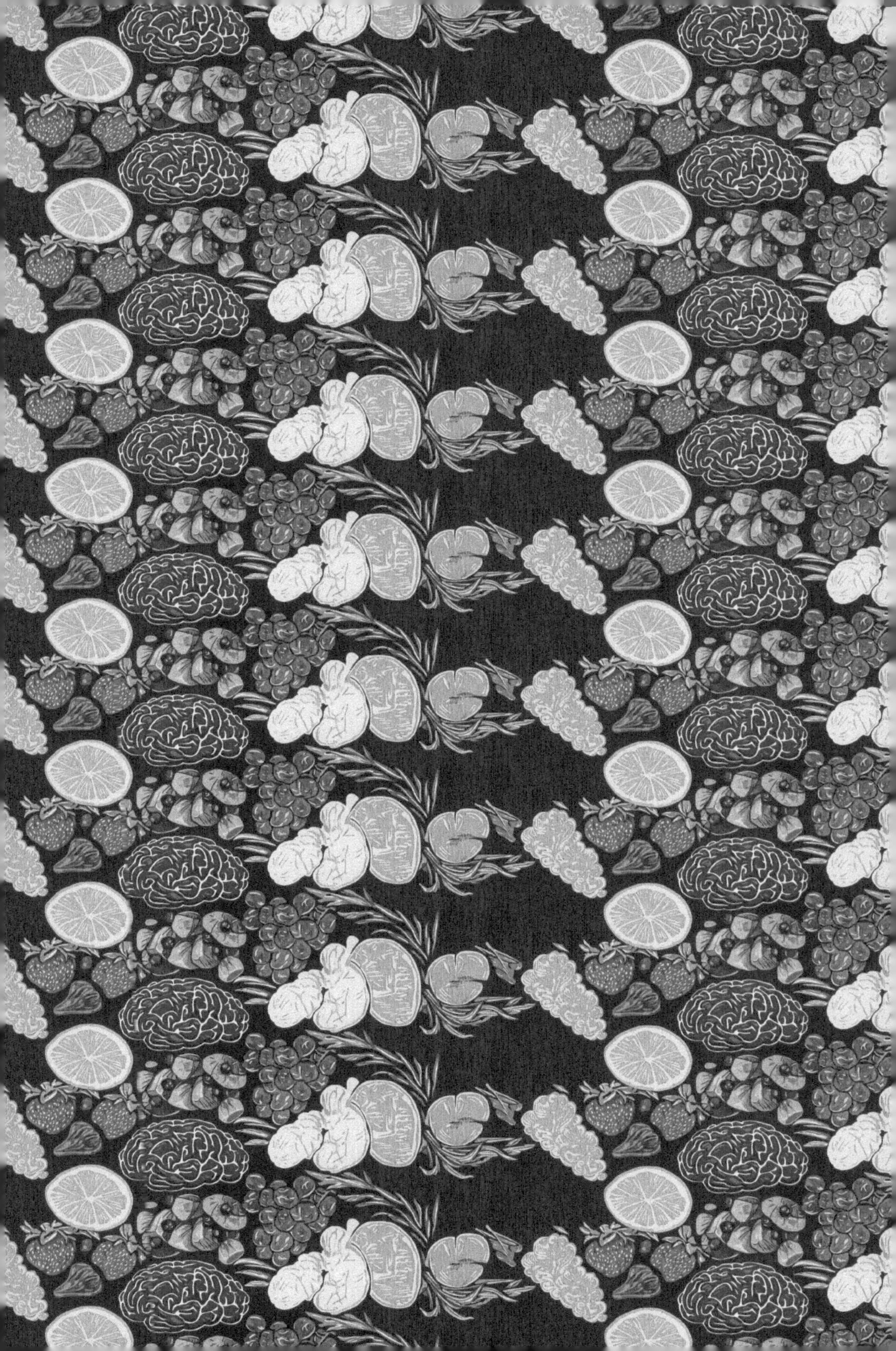

MIX
Papier | Fördert gute Waldnutzung
FSC® C083411

Kolibri 360 GmbH
Ferdinand-Jühlke-Straße 7
99095 Erfurt, Deutschland
produktsicherheit@kolibri360.de